Polio & PPS
Besser Verstehen

Das Zentrale Nervensystem
Poliomyelitis
Das Post-Polio-Syndrom

Herausgeber: **Polio • Echo e. V.**
(Polio • Educational and charity help organization)

und

Eika e. V.
Euregionale Initiative für Kinderlähmungsfolgen
Aachen e. V.

Kontakt: **Polio • Echo e. V.**
Präsident: Thomas House-Arno (Tom House)
Weberweg 4, D-78126 Königsfeld-Buchenberg

Tel.: +49(0)7725-917604
Email: thomas.house@gmx.de

oder

Eika e. V.
Euregionale Initiative für Kinderlähmungsfolgen
Aachen e. V.
Lothar Epe (Ansprechpartner)
Wolfsweg 25, NL-6471 CP Eygelshoven
Email: post@polio-forum.de
Tel.: 02406/8042930

Der Inhalt dieser Broschüre ist aus der Webseite von Polio-Echo e.V., eine Sammlung von Informationen bereits herausgegebener E-Medien, DVD's, Videos, Literatur und Informationen, entstanden: http://www.polio-echo.eu

Erfassung und Zusammenstellung des Informationsmaterials und Faksimile mit den medizinischen Fakultäten wurde von Thomas House-Arno (Tom House) mit Hilfe von Professor Dr. med. Kai Paschen über mehrere Jahre durchgeführt. Die Lektorierung wurde von Lothar Epe durchgeführt.

ISBN-13: 978-1508404156

ISBN-10: 1508404151

Vorwort von Reiner Müller

Sehr geehrte Damen und Herren, liebe Interessenten und Leser,

aus den Augen, aus dem Sinn – so war es lange Jahre mit der Kinderlähmung. Aber die Probleme von Rotary auf den letzten Metern zum Ziel einer poliofreien Welt zeigen, dass die Krankheit sich nicht so schnell geschlagen gibt. Schon hören wir von neuen Infektionsfällen im bürgerkriegsgeschüttelten Syrien oder von Viren im Abwasser in Israel.

Die Polio lässt uns nicht los und sie hält auch heute noch – über 50 Jahre nach der letzten Epidemie in Deutschland – große Aufgaben bereit. Wir müssen die Bevölkerung wieder auf das Thema sensibilisieren, die Impfung darf auch heute noch nicht als überflüssig abgetan werden.

Hinzu kommen die zunehmenden Beschwerden der Betroffenen, die Jahrzehnte nach der Erkrankung schlimmer denn je mit den Spätfolgen (PPS) zu kämpfen haben – auch an den aktiven Polio-Betroffenen geht ja das Alter nicht spurlos vorbei. Doch welcher Arzt weiß heute noch etwas mit dieser Krankheit anzufangen?

Man kann kaum genug über die Polio-Infektion und seine Folgen informieren – sei es mit Broschüren wie dieser oder mit Seminaren und Veranstaltungen für medizinisches Fachpersonal. Auch die Stärkung von Selbsthilfegruppen ist ein dringendes Anliegen, um Polio-Betroffenen lange Odysseen auf der Suche nach dem richtigen Arzt oder der richtigen Therapie zu ersparen.

Ich wünsche dieser kleinen Broschüre große Verbreitung, damit möglichst viele Leser auf die Problematik aufmerksam werden – wir brauchen wieder ein gesundes Impfbewusstsein, und die PPS-Betroffenen brauchen Verständnis und Hilfe in der Gesellschaft.

Ihr
Reiner Müller

Erster Vorsitzender des Bundesverbandes Poliomyelitis e. V.

Vorwort von Stefan Teufel MdL

Meine sehr verehrten Damen und Herren,

„Polio? Das gibt es heutzutage doch gar nicht mehr" – diese Aussage, schon des Öfteren gehört, bringt die Herausforderungen einer Krankheit zu Tage, welche heute in der Öffentlichkeit leider wenig Beachtung findet.

Rund 60.000 Menschen in Deutschland leiden an den Folgen von Poliomyelitis, der sogenannten Kinderlähmung. Die Zahlen zeigen: die Erkrankung ist längst nicht so bedeutungslos, wie sie oft dargestellt wird. Neben den an Polio erkrankten Personen werden auch die Opfer früherer Epidemien, vor allem Menschen mit Post-Polio-Syndrom, vergessen.

Was können wir dagegen tun? Aus meiner Sicht ist die Aufklärung dieser gefährlichen, da hochansteckenden Virusinfektion, ein ganz wichtiger Punkt. Aufklärung betrieben und Bewusstsein gefördert wird über Veranstaltungen wie den Weltpoliotag. Das Gleiche gilt auch für die kleine Broschüre, die Sie gerade in den Händen halten.

Die Broschüre zeigt eindrucksvoll, wie Polio und die Spätfolgen sich in den letzten zwei Dekaden entwickelt haben und führt persönliche Beratungsangebote, Aufbau von Selbsthilfegruppen und einen gezielten Abbau von Informationsdefiziten in der Bevölkerung fort.

Es ist von zentraler Bedeutung, dass wir alle gemeinsam sensibel mit dem Thema umgehen, auch Akzeptanz beispielsweise für Impfungen in der Bevölkerung schaffen und so einen richtigen und wichtigen Schritt nach vorne machen.

Ihr
Stefan Teufel MdL

Gesundheitspolitischer Sprecher der CDU-Landtagsfraktion Baden-Württemberg
Vorsitzender des Arbeitskreis Soziales der CDU-Landtagsfraktion Baden-Württemberg

Inhaltsverzeichnis

Vorwort zur Broschüre

Informationsschriften über Polio und das Post-Polio-Syndrom sind wegen ihrer medizinisch-fachwissenschaftlichen Formulierungen für den Laien oft schwer zu verstehen.

Deshalb haben sich die Verfasser in der vorliegenden Broschüre darum bemüht, die Zusammenhänge zwischen einem gesunden menschlichen Körper, einer Polioinfektion und seinen Spätfolgen durch die Verwendung einer möglichst einfachen Sprache und die zusätzliche Erläuterung durch Grafiken und Bildern für den Laien verständlich darzustellen.

Diese Broschüre ist insbesondere hilfreich für Polio-Betroffene, sowie für diejenigen, die direkt mit Polio-Patienten zu tun haben, wie etwa Verwandte und Freunde aber auch für Pflegepersonal, Studenten und Ärzte.

Als Poliobetroffenem soll Ihnen die Broschüre helfen, besser in der Lage zu sein, eine eventuelle Degeneration zu verlangsamen und vielen Ihrer Beschwerden rechtzeitig entgegenwirken zu können.

Ohne die weltweite Arbeit von Selbsthilfe-Organisationen würden viele Polio-Betroffene weiterhin von Arzt zu Arzt gehen und nie erfahren, dass die Ursachen ihrer Beschwerden Poliospätfolgen sind. Sie werden falsch oder nicht richtig diagnostiziert, falsch beraten und behandelt. In vielen Fällen bezeichnen Ärzte sie sogar als Simulanten.

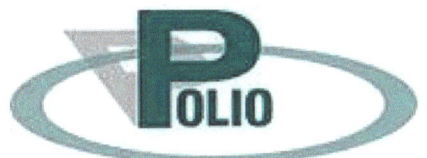

Bundesverband Poliomyelitis e. V.

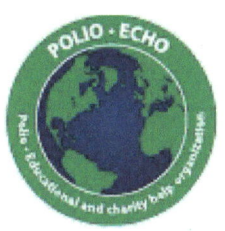

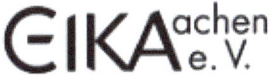

Polio-Echo e. V.   **Euregionale Initiative für Kinderlähmungsfolgen Aachen e. V.**

Einleitung

Die Polio, auch als Poliomyelitis oder Kinderlähmung bekannt, wird durch ein hoch ansteckendes Virus verursacht. Poliomyelitis kann potentiell auch tödlich enden.

Bei der Infektion greift das Polio-Virus die motorischen Nervenzellen des Gehirns und des Rückenmarks an. Insbesondere die im Rückenmark, die Signale (elektrische Impulse) vom Rückenmark zu den Muskeln senden, damit diese arbeiten können. Das kann zu schweren Muskellähmungen (paralytische Poliomyelitis) und schweren Schäden in den Kontrollzentren des Gehirns führen.

Als erstes, ist es von Nutzen zu wissen, wie unser zentrales Nervensystem (ZNS) arbeitet, um die Auswirkungen in Bezug auf die unmittelbaren Folgen einer Polioinfektion und das PPS zu erkennen.

Hier einige Bilder von Polio-Überlebende von damals und heute:

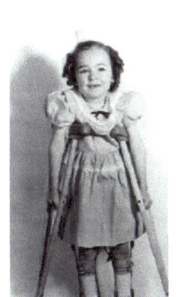 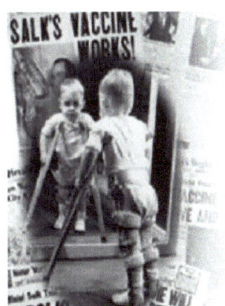 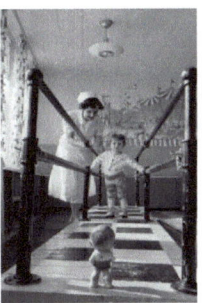 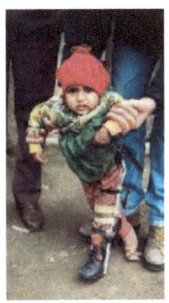

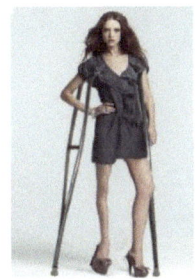 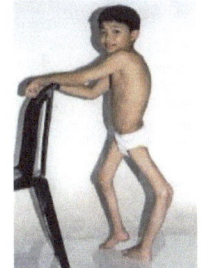 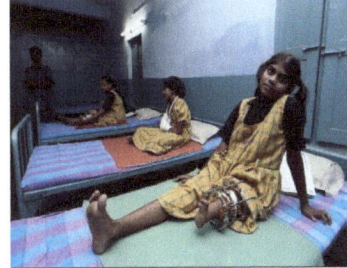

Das Zentrale Nervensystem (ZNS)

Das ZNS steuert die Körperfunktionen der lebenswichtigen Organe des Körpers, die Funktion der Bewegung und Empfindung –> das Denken, Fühlen und Handeln. Es sorgt dafür, dass die Organe in einem komplexen Zusammenspiel funktionieren. Das Nervensystem verarbeitet Informationen aus der Umwelt und dem eigenen Körper.

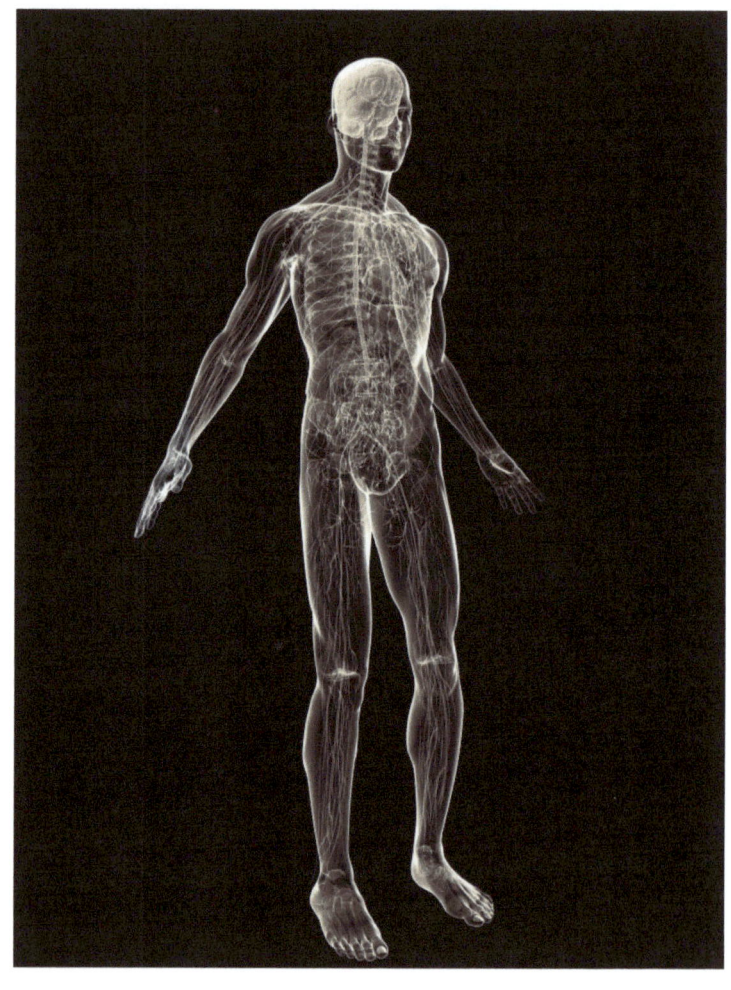

Gehirn und Rückenmark

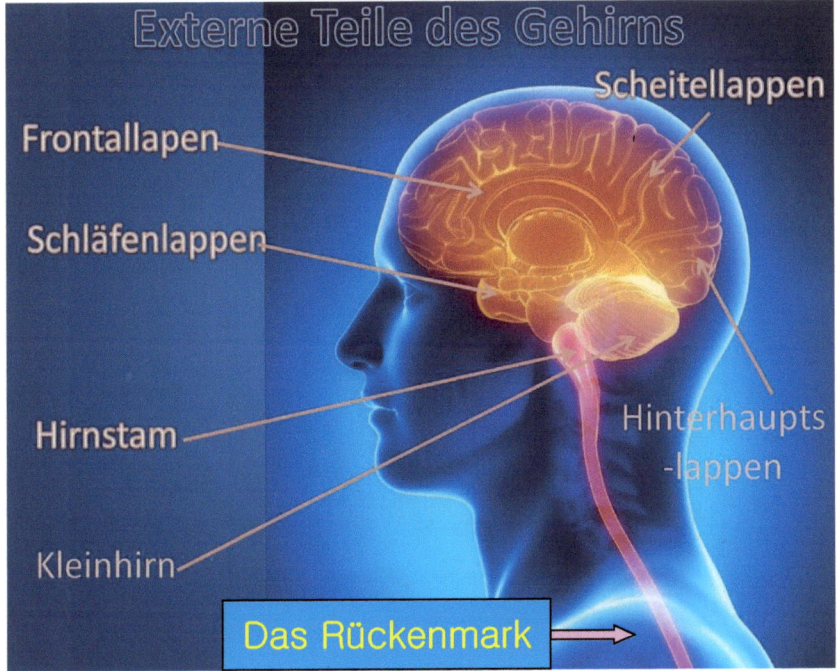

Unser **Gehirn** wiegt etwa 1300 Gramm und benötigt ein Viertel der Energie, die unserem Körper zur Verfügung steht, weil mehr als 100 Milliarden Nervenzellen versorgt werden müssen. Die Zellen sind durch mehr als 100 Billionen Vermittler (Synapsen) miteinander verbunden. Dies ermöglicht es dem Gehirn, bis zu 750 Millionen Impulse pro Sekunde zu verarbeiten. Das Gehirn ist somit in der Lage, über 450 Millionen Signale pro Sekunde zu senden, z.B. an die Muskeln.

Eine Nervenzelle mit Nervenstrang

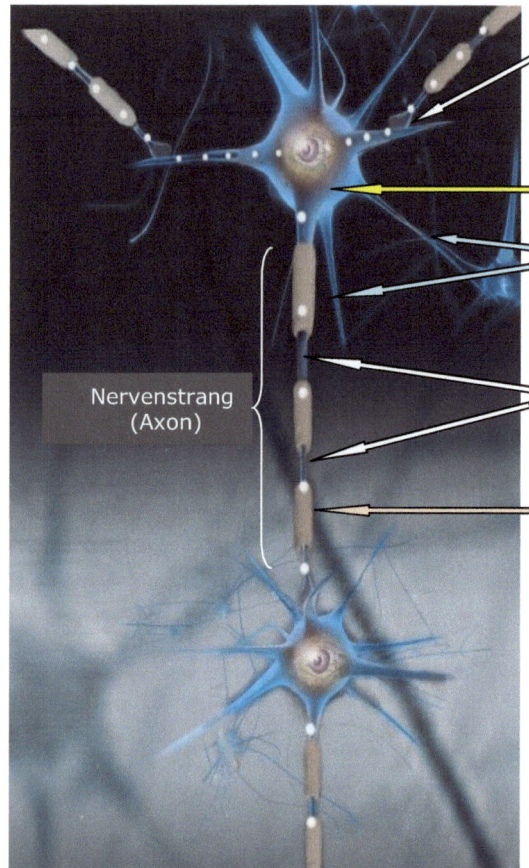

Andockstelle
(Vermittlerstelle, auch
Synapse genannt)

Zellkörper
(Nerven-Kontrollzen-
trum)

Nervenfortsätze
(Dendriten)

Nervenstrang
(Axon)

Ranviersche-Schnür-
ringe

Isolierende Schichten
(Markscheide auch
Myelinscheide genannt)

Der Nervenstrang (auch Nervenfaser oder Axon genannt) leitet Impulse vom Zellkörper an andere Zellkörper weiter. Der Nervenstrang ist von einer Markscheide (auch Myelinscheide genannt) umgeben, die durch ihre isolierende Eigenschaft die Schnelligkeit der Transportvorgänge im Nervenstrang erhöht. Das heißt, sie beschleunigt die Übertragung der Nervensignale.

Die Markscheide ist eine aus mehreren Lagen bestehende, fetthaltige Isolierschicht. Die Markscheide ist durch Ranviersche-Schnürringe regelmäßig eingeschnürt und gibt hier die Nervenstrang-Membran frei. Die Nervenfortsätze enden in Umschaltstellen (Vermittlerstellen). Das bedeutet, dass ein umfangreicher Kommunikationsaustausch zwischen den Nervenzellen stattfindet, der durch elektrische und chemische Vorgänge gesteuert wird. Die Nervenzellen sind so angelegt, dass sie Reize empfangen und als Impulse an andere Neurone weiterleiten.

Gehirn und Rückenmark bilden zusammen das zentrale Nervensystem (ZNS). Seine Funktion ist es, „Informationen zu übersetzen", sie zu speichern, und auf diese Informationen von außerhalb und innerhalb des Körpers zu reagieren. Das Rückenmark beginnt direkt unter dem Hirnstamm (Medulla oblongata), dem unteren Teil des Gehirns. Die 12 sogenannten „Hirnnerven" stammen direkt aus dem Gehirn und nicht aus dem Rückenmark.
Sie sorgen für die motorische und sensorische Versorgung (Innervation) der Augen, der Nase, der Ohren, des Gesichts, des Halses und der Kleinteile des oberen Schultergürtels.

Das Rückenmark stellt die Verbindung zwischen dem Gehirn und dem peripheren Nervensystem (PNS) dar. Je nach Geschlecht und Körpergröße, ist das Rückenmark etwa 45 cm lang und hat 31 Spinalnervenpaare, die vom Rückenmark aus durch die intervertebralen Zwischenwirbellöcher abzweigen.

Das Rückenmark

Das Rückenmark ist ein verlängerter Ausläufer des Gehirns, das von Flüssigkeit umspült und von verschiedenen Häuten umschlossen wird.

Das Rückenmark besitzt eine zylindrische Form und besteht aus der weißen und grauen Substanz.

Die Graue Substanz liegt schmetterlingsförmig im inneren und wird von der weißen Substanz umgeben. Die Nervenbahnen der sensiblen Rezeptoren ziehen im sog. Hinterhorn ins Rückenmark ein, während die Axone der motorischen Zellen das Rückenmark über das Vorderhorn verlassen.

Alle Leitungsbahnen vereinen sich im sog. Spinalganglion zu einem Nerv, der bestimmte Körperteile versorgt. Das Rückenmark ist wie das Gehirn von verschiedenen Hirnhäuten umgeben und geschützt. Zwischen den Hirnhäuten und dem Mark fließt die Hirn-Rückenmarks-Flüssigkeit (Liquor-cerebrospinalis).

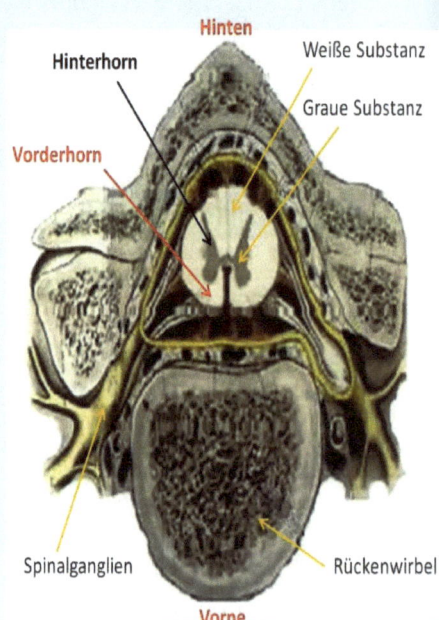

Hinten · Hinterhorn · Weiße Substanz · Graue Substanz · Vorderhorn · Spinalganglien · Rückenwirbel · Vorne

Spinalganglien – Jedes Segment des Rückenmarks ist mit einem Paar Ganglien (Anhäufung von Nervenzellen – in diesem Fall = dorsalen Wurzelganglien) verbunden, die an der Außenseite des Rückenmarks angeordnet sind. Sie enthalten Zellkörper von sensorischen Nervenzellen (aufsteigende sensorische Nervenfasern), die durch Sinnesrezeptoren im ganzen Körper (PNS) aufgenommen und an das Rückenmark und das Gehirn (ZNS) weitergeleitet werden.

Ventralwurzeln bestehen aus Nervenfasern von motorischen Nervenzellen (Alpha-Motoneuronen) des Vorderhorns und in einigen Abschnitten des Rückenmarks, aus Fasern des vegetativen (autonomen) Nervensystems (ANS – siehe ZNS Seite 20). Deren Zellkörper befinden sich im zentralen Teil der grauen Substanz und transportieren Informationen von Zellkörpern aus dem ZNS an die Peripherie. Nervenstränge (Fasern) von motorischen Nervenzellen werden vom ZNS durch die Spinalganglien *weggetragen* (efferent), um Nerven des PNS zu bilden, welche die Muskeln des Körpers versorgen (innervieren). Die motorischen Nervenzellen versorgen Muskelfasern der quergestreiften Muskulatur.

Von den über 100 Milliarden Nervenzellen in unserem Körper beschränken wir uns hier auf die motorischen Nervenzellen. Diese Nervenzellen sind für die Steuerung unseres Skelett-Muskel-Systems zuständig und werden bei der Infektion durch Polioviren angegriffen.

Jede Nervenzelle besteht aus drei Komponenten – dem Zellkörper (Kontrollzentrum), zahlreichen kleineren Verzweigungsfasern (Dendriten) und der Hauptverzweigungsfaser, der Nervenstrang (Axon). Die Endfasern eines Nervenstrangs versorgen ganz bestimmte Muskelfasern.

Kommunikationsablauf

☺ (*Wir fassen zusammen*) ☺

Die Nervenfortsätze empfangen Reize von anderen Nervenzellen und die Nervenstränge leiten diese Reize wiederum an andere Nervenzellen weiter. Die Nervenstränge werden von Isolierschichten (Markscheiden) umhüllt. Diese Isolierschicht garantiert, dass die elektrischen Impulse schnell und koordiniert weitergeleitet werden. Die Nervenfortsätze enden in „Endpunkten" (Vermittlerstellen = Synapsen). Hier wird der Reiz dann über einen haarfeinen Spalt chemisch, mittels sog. Neurotransmitter, auf die nächsten Nervenfortsätze, motorische Endplatte der Muskelfasern oder ein anderes Organ, übertragen. Das heißt, dass ein komplexer Informationsaustausch zwischen den Nervenzellen stattfindet, der durch elektrische und chemische Vorgänge wirkt.

Vermittlerstelle =
Synapse

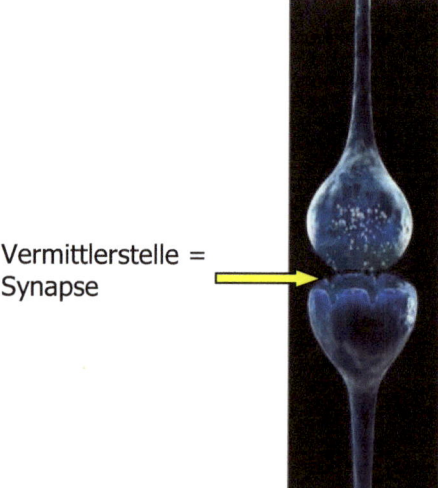

Mehrere Nervenstränge mitsamt ihren Myelinscheiden bilden Nervenfasern. Es gibt sensorische, motorische und vegetative Nervenfasern. Sensorische Fasern leiten Erregungen von spezifischen Sinnesorganen (Auge, Ohr, Zunge). **Motorische Nervenfasern versorgen Muskeln.** Die vegetativen Fasern sind Nervenbahnen des vegetativen (autonomen) Nervensystems.
An den Nervenzellen aller Organismen wird die Information durch elektrische Ströme weitergeleitet.

Bildliche Darstellung von drei Nervenzellen mit ihren Nervensträngen und Endfasern, die einige Oberarmmuskelfasern versorgen.

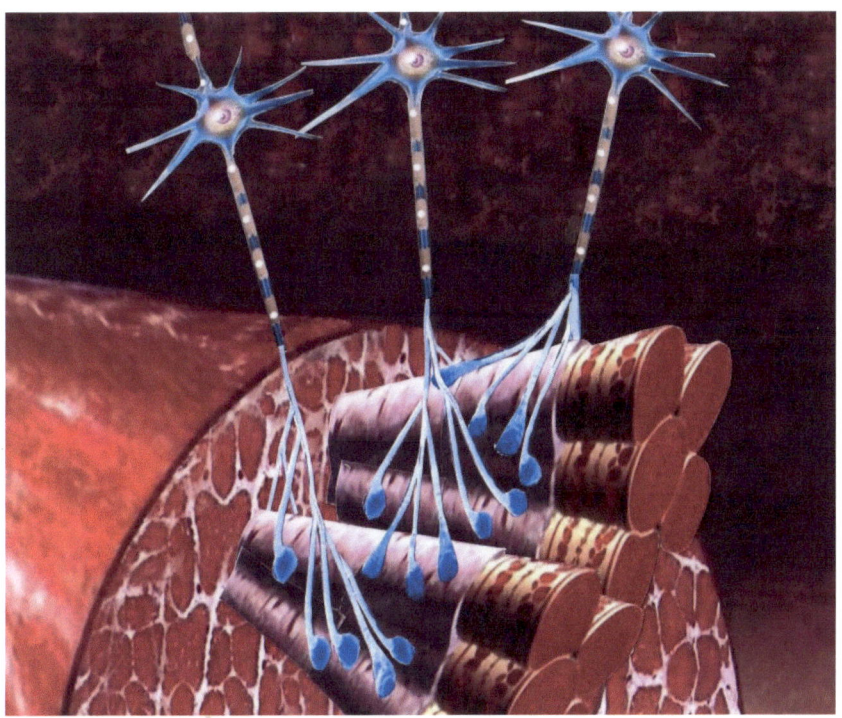

Vom Vorderhorn des Rückenmarks leiten die Nervenstränge, die Nervenimpulse an die entsprechende Muskelfaser weiter. Ein Muskel setzt sich aus vielen Muskelfaserbündeln zusammen. Muskeln sind Maschinen, die chemische Energie direkt in mechanische Energie und Wärme verwandeln. Obiges Bild zeigt einen Ausschnitt eines quergestreiften Skelettmuskels am Oberarm, der sich aus mehreren Muskelfaserbündeln zusammen setzt. Die aktiven Elemente der Muskelzellen sind die Fädchen, sogenannte Filamente, aus den Eiweißkörpern Myosin und Aktin. Bei entsprechenden Nervenimpulsen, schieben sich die Aktinfilamente in die Myosinfilamente und sorgen so für die Kontraktion (Zusammenziehung) des Muskels.

Struktur des Zentralen Nervensystems (ZNS)

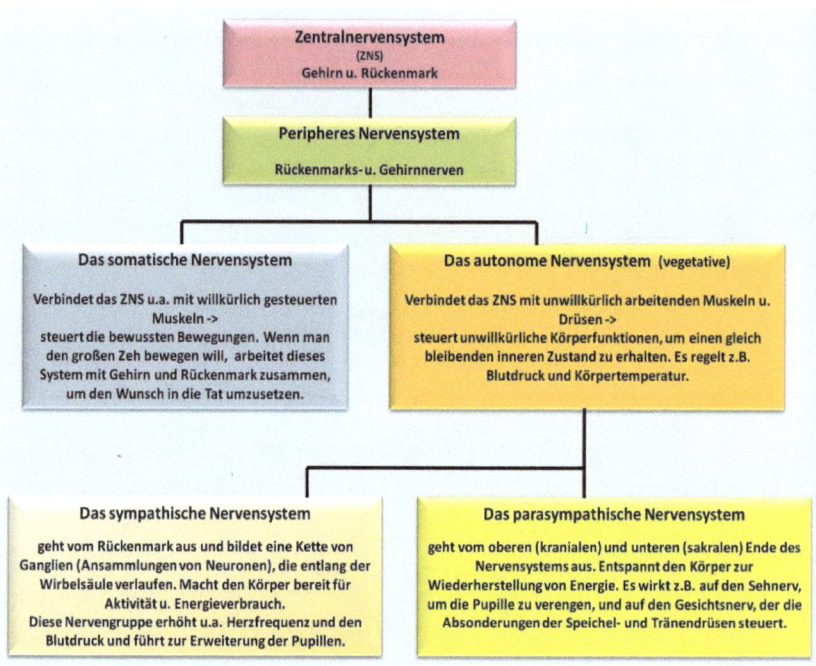

Kommunikation ist die Basis des menschlichen Seins. Nicht nur mit seiner Umwelt kommuniziert der Mensch, sondern auch mit seiner Innenwelt, mit seinem Körper. Auch die Zellen des Körpers kommunizieren untereinander.

Das komplexe Netzwerk des zentralen Nervensystems besteht aus **Gehirn u. Rückenmark.**

Den übrigen Körper steuert das **periphere Nervensystem**, ein Netzwerk von Nerven, das über das Rückenmark Signale zwischen dem Gehirn und Muskeln, Haut und Organen des Körpers überträgt. Sie stehen in ständiger Verbindung, indem sie jede *bewußte* bzw. *willkürliche* Bewegung und Handlung der quergestreiften Skelettmuskeln und die *unbewußten* bzw. *unwillkürlichen* Bewegungen bei glatten Muskeln, wie das Steuern von Verdauung und Herz, kontrollieren.

Das **periphere Nervensystem** gliedert sich in zwei Unterteilungen. Eine Gruppe von Nerven – die **somatischen Nerven** – sind u.a. mit den Muskeln des Körpers verbunden, die man *bewußt* bzw. *willkürlich* steuern kann. Z.B. wenn man den großen Zeh bewegen will, arbeitet dieses System mit Gehirn und Rückenmark zusammen, um den Wunsch in die Tat umzusetzen. Eine andere Gruppe von Nerven – die **autonomen bzw. vegetativen Nerven** – sind mit den *unbewußt* bzw. *unwillkürlich* kontrolliert arbeitenden Regionen verbunden, z.B. den Speicheldrüsen und Magen- und Eingeweidemuskeln. Sie steuern unwillkürliche Körperfunktionen, um einen gleichbleibenden inneren Zustand zu erhalten. Sie regeln z.B. Blutdruck und Körpertemperatur.

Das **vegetative (autonome) Nervensystem** seinerseits wird unterteilt in sympathisches und parasympathisches Nervensystem – auch Vagus genannt.

Das **sympathische Nervensystem** geht vom Rückenmark aus und bildet eine Kette von Ganglien (Anhäufungen von Zellkörpern samt Nervensträngen), die entlang der Wirbelsäule verlaufen. Es macht den Körper bereit für Aktivität und Energieverbrauch. Diese Nervengruppe erhöht u.a. die Herzfrequenz und den Blutdruck und führt zur Erweiterung der Pupillen.

Das **parasympathische Nervensystem** geht vom oberen (kranialen) und unteren (sakralen) Ende des Nervensystems aus und entspannt den Körper zur Wiederherstellung von Energie. Es wirkt z.B. auf den Gesichtsnerv, der die Absonderungen der Speichel- und Tränendrüsen steuert und auf der Verdauungstrakt (Magen-/Darm) wirkt.

Poliomyelitis – Krankheit

Polio ist eine Infektion mit einem Virus aus der Darmvirus-Familie (Enterovirus). Es breitet sich schnell im Körper aus und greift Muskeln und Gewebe des zentralen Nervensystems an.

Zunächst vermehren sich die Polioviren im lymphatischen Gewebe (Tonsillen und Darm-Lymphknoten), um sich dann schnell durch die Blutbahnen (hämatogen) im ganzen Körper auszubreiten. Als sogenanntes Nerventyp-Virus (neurotropes Virus), greift es motorische Nervenzellen des Gehirns und des Rückenmarks (Alpha-Motoneurone) an und wird oral oder im Stuhl ausgeschieden.

Es zerstört einige der motorischen Nervenzellen und ihre Nervenstränge. Die zugehörigen Muskelfasern verlieren den Kontakt und werden nicht mehr versorgt. Dies führt zu einer schlaffen Lähmung.

Viele motorische Nervenzellen sind nun zerstört oder irreparabel beschädigt. Die überlebenden motorischen Nervenzellen die dem gleichen Muskel dienen, lassen während der Erholungsphase neue Fasern aussprossen, um einige der verwaisten Muskelfasern, die zuvor von den toten Nervenzellen innerviert wurden, neu zu versorgen.

Während dies zu einer gewissen Erholung der Muskeln führt, stellt sie eine zusätzliche Belastung für den Nervenzellenkörper dar, um die zusätzlichen Fasern zu nähren. Die Nervenzellen die überlebt haben, vergrößern sich, weil sie mehr Muskelfasern unterstützen müssen. Diese werden als motorische Rieseneinheiten bezeichnet. Dies ist ein Reparaturmechanismus, der nach der akuten Phase auftritt, um von der Polio gelähmte Muskelgruppen zu unterstützen.

Poliomyelitis verursacht Hirnschädigungen. Nach aktuellen wissenschaftlichen Erkenntnissen wirkt sich die Polio-Infektion nicht nur auf das periphere Nervensystem aus, sondern auch auf das Gehirn. Daher ist das Post-Polio-Syndrom nicht nur eine periphere neuromuskuläre Erkrankung. Klinisch wichtiger sind oft Schäden im Gehirn (z. B. Atmung -> wobei der Patient in eine „eiserne Lunge" muss).

Poliomyelitis - Infektionsverlauf

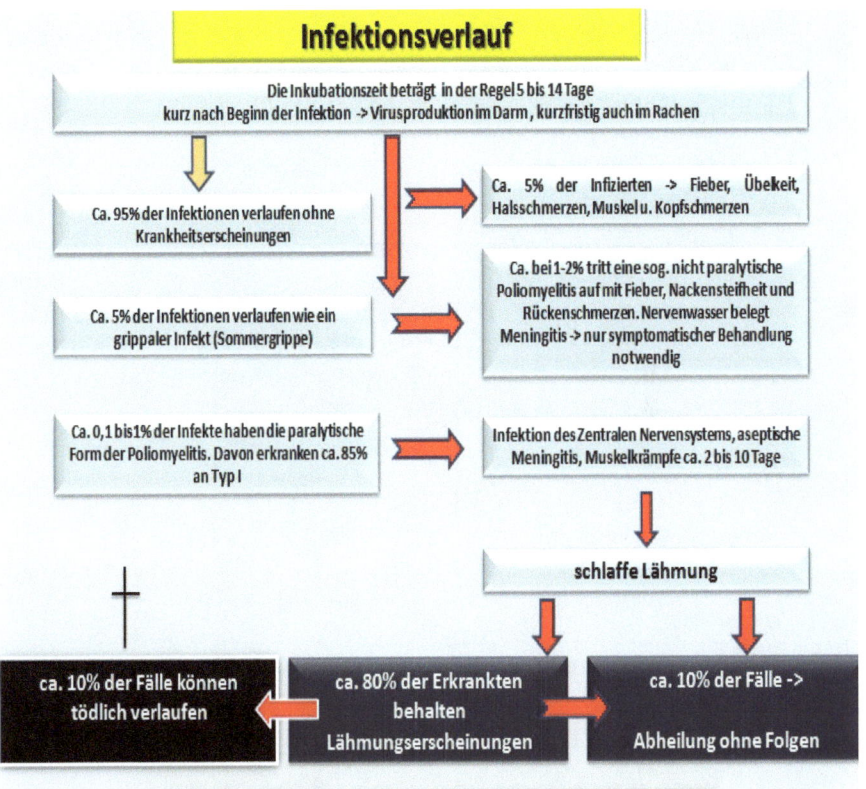

Infektionsverlauf

Die Inkubationszeit beträgt in der Regel 5 bis 14 Tage
kurz nach Beginn der Infektion -> Virusproduktion im Darm, kurzfristig auch im Rachen

Ca. 95% der Infektionen verlaufen ohne Krankheitserscheinungen

Ca. 5% der Infizierten -> Fieber, Übelkeit, Halsschmerzen, Muskel u. Kopfschmerzen

Ca. 5% der Infektionen verlaufen wie ein grippaler Infekt (Sommergrippe)

Ca. bei 1-2% tritt eine sog. nicht paralytische Poliomyelitis auf mit Fieber, Nackensteifheit und Rückenschmerzen. Nervenwasser belegt Meningitis -> nur symptomatischer Behandlung notwendig

Ca. 0,1 bis 1% der Infekte haben die paralytische Form der Poliomyelitis. Davon erkranken ca. 85% an Typ I

Infektion des Zentralen Nervensystems, aseptische Meningitis, Muskelkrämpfe ca. 2 bis 10 Tage

schlaffe Lähmung

ca. 10% der Fälle können tödlich verlaufen

ca. 80% der Erkrankten behalten Lähmungserscheinungen

ca. 10% der Fälle -> Abheilung ohne Folgen

Nach vielen Jahren kann es zum PPS kommen !

1

Poliomyelitis - Primärschäden

Die Bezeichnung *„Poliomyelitis epidemica anterior akuta"* – kurz auch Poliomyelitis oder nur Polio genannt – bedeutet, vom griechischen *πολιός* „grau" und *μυελός* „Mark" abgeleitet, eine Entzündung des grauen Anteiles vom Rückenmark (z. B. im Vorderhorn). Sie wurde „Kinderlähmung" genannt, weil früher überwiegend Kinder im Alter zwischen drei und acht Jahren daran erkrankten.

Wenn das Poliovirus den Körper infiziert, greift es überwiegend motorische Nervenzellen an, insbesondere die motorischen Nervenzellen im Rückenmark, die Informationen über elektrische Impulse vom Gehirn zur Skelettmuskulatur transportieren. Eine Polio-Infektion lässt viele dieser motorischen Nervenzellen zerstört oder beschädigt zurück. Das Polio-Virus ist eine Infektionskrankheit, die zu folgenden Schäden und Symptomen führen kann:

* **schwere Nervenschädigungen im Gehirn und im Rückenmark**
* **schlaffe Lähmungen**
* **starke Schmerzen (Rücken, Nacken und Extremitäten)**
* **massive Berührungsempfindlichkeit**
* **Enzephalomeningitis, Enzephalitis, Meningitis**
* **Atembeschwerden, u. U. bis zu Atemstillstand (eiserne Lunge)**
* **in schweren Fällen sogar bis zum Tod.**

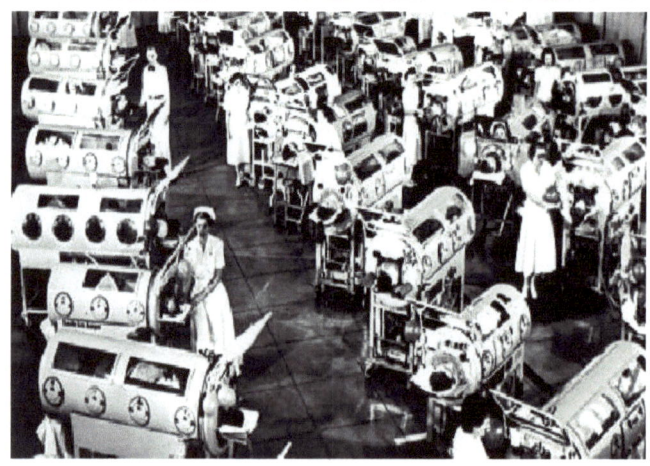

Eiserne Lungen

Wenn die Poliomyelitis im frühen Stadium der Infektion fachgerecht behandelt wird, kann dies helfen, einigen Patienten, die sonst im akuten Stadium sterben würden, das Leben zu retten.

Polioüberlebende

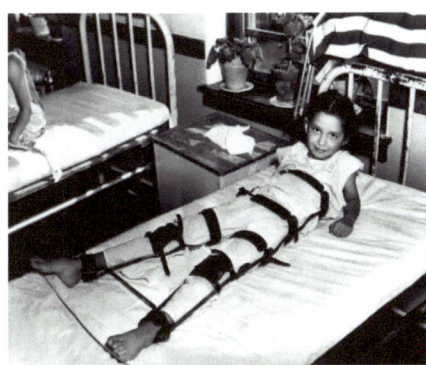
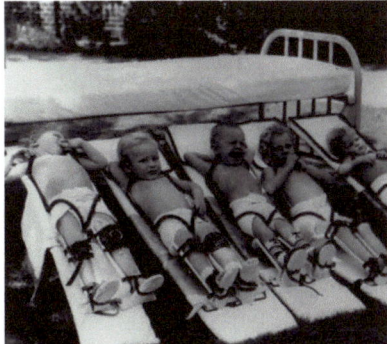

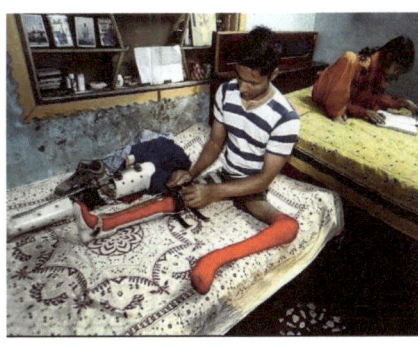
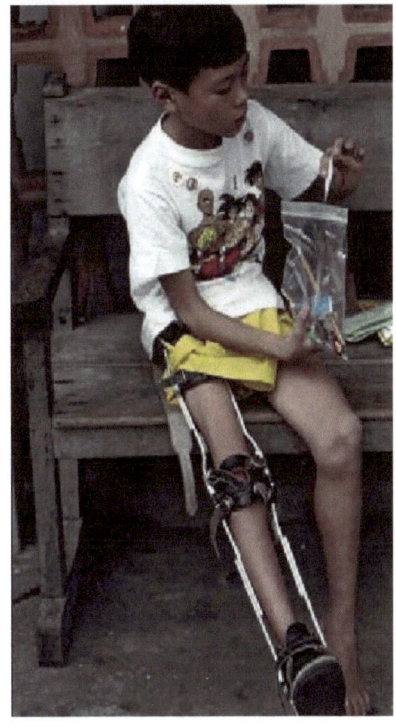

Poliomyelitis – Symptome & Diagnose

Bei etwa 95 % der akuten Poliovirus-Infektionen treten keinerlei Symptome auf, obwohl nach neueren Erkenntnissen immer gewisse Schäden gesetzt werden.

Wenn aber in einem Versorgungsgebiet weniger als etwa 50% der Nervenzellen geschädigt werden, treten überhaupt keinerlei Symptome auf. Das ist so, weil andere benachbarte Nervenzellen die Arbeit der abgestorbenen Zellen übernehmen => (Plastizität des Nervensystems).

In etwa 5% der Infektionen kommt es lediglich einige Tage lang zu grippeähnlichen Symptomen (nicht-paralytische Kinderlähmung).

Nur in etwa 0,1 bis 1% kommt es bei der Infektion zu mehr oder minder ausgeprägten schlaffen Lähmungen (paralytische Polio), in einigen Fällen führen sie sogar zum Tod.

In den beiden letzteren Fällen sind die folgenden Symptome, die in einem Zeitraum zwischen 1 bis 10 Tagen auftreten, für die Diagnose wichtig:

- **Fieber**
- **Halsschmerzen**
- **Kopfschmerzen**
- **Müdigkeit**
- **Rückensteifigkeit oder -schmerzen**
- **Nackensteifigkeit oder -schmerzen**
- **Schmerzen in den Armen oder Beinen**
- **Überempfindlichkeit bei Berührung**
- **Meningismus**

-

Zusätzlich, sind meist die folgenden Symptome bei Kinderlähmung zu beobachten:

- **Verlust der Reflexe**
- **Muskelschmerzen**
- **schlaffe Lähmungen, meist in sehr unterschiedlicher Ausprägung**

Der Beginn der Lähmung kann plötzlich eintreten. Die paralytische Form weist viele Variationen auf, je nachdem welche Strukturen besonders betroffen sind – z. B. das Rückenmark (spinale Kinderlähmung), die bulbäre Form oder beides (bulbospinale Form).

Die Diagnose wird festgelegt, nachdem eine gründliche medizinische Untersuchung und Bewertung der Krankengeschichte des Patienten durchgeführt wurde. Für eine genaue Diagnose muss die Poliomyelitis gegen alle fieberhaften Infektionen durch andere Erreger abgegrenzt werden:

-      Symptome einer Meningitis, auch mit auftretenden Lähmungen, können auch durch andere Erreger der Gruppe der Darmviren (Enteroviren) verursacht werden.

-      Bei bulbärer Verlaufsform stellt die bei uns selten gewordene Diphtherie eine wichtige Differentialdiagnose dar.

-      Das Guillain-Barré-Syndrom ist im Gegensatz zur Poliomyelitis durch symmetrische von den Füßen immer weiter aufsteigende Lähmungen gekennzeichnet. Fieber und Nackensteife als Zeichen einer Hirnhautentzündung fehlen.

-      Neuroborreliose nach Zeckenbiß.

Laboranalysen

Direkter Virusnachweise:

Der Nachweis war bis etwa 1990 extrem aufwendig (Anzucht auf Zellkultur und Differenzierung mittels Neutralisationstest mit spezifischen Antiseren) und daher für eine virologische Routine-Diagnostik ungeeignet. Diagnostisch verließ man sich in den meisten Fällen auf das klinische Bild.

Heute wird dazu vorwiegend die Reverse-Transkriptase-Polymerase-Kettenreaktion (rT-PCR) eingesetzt, mit der direkt die Virus-RNS (Ribonukleinsäure) in den Patientenproben (Stuhlproben, Rachen-abstriche oder Rückenmarksflüssigkeit) nachgewiesen werden kann. Man kann sogar das Viruserbgut (Genom) bestimmen, um über sogenannte Sequenzvergleiche einen Zusammenhang zwischen verschiedenen Personen herzustellen. So ist es möglich, Infektions-wege nachzuvollziehen – auch, um den jeweiligen Typ (Typ 1, 2 oder 3) oder Wildvirus vom Impfvirus oder seinen genetisch veränderten Mutanten zu unterscheiden.

Ein nachgewiesener Poliovirus ist in Deutschland nach dem Infektionsschutzgesetz (ISG) meldepflichtig.

Indirekte Virusnachweise

Die Bestimmung von Antikörpern wird beim Poliovirus nur noch selten durchgeführt. Die Labordiagnostik einer früher durchgemachten Poliomyelitis ist bis heute nicht mit hinreichender Sicherheit möglich, da bisher keine labortauglichen Tests existieren, die die durch Wild-viren hervorgerufenen Antikörper von den durch Impfviren hervor-gerufenen Antiköpern unterscheiden können. Antikörper-Titer-Bestimmungen sind dazu ebenfalls nicht geeignet.

Die Untersuchung der Hirnrückenmarksflüssigkeit zeigt bei einer begleitenden Encephalitis bzw. Meningitis meist entsprechende typische Befunde.

Poliotherapie im akuten Stadium

Eine Poliomyelitis kann nicht geheilt werden. Deshalb liegt der Schwerpunkt bei der Behandlung von Polio-Patienten im akuten Stadium auf einer raschen Wiedererlangung körperlicher Kräfte, um unnötige Komplikationen der Krankheit zu verhindern.

Wichtig bei der Behandlung sind vor allem:

- **Komplette Bettruhe (2-3 Wochen)**

- **Eine gute Vollwerternährung**

- **Frühzeitiger Beginn mit leichter passiver Physiotherapie**

- **Intensive Hautpflege und spezielle Lagerungen, um Wundliegen (Dekubitus) oder Kontrakturen zu verhindern**

- **Falls nötig, maschinelle Atmungsunterstützung**

- **Eventuell Schmerzbehandlung**

Poliomyelitis - Was passiert danach?

Nach der Akuttherapie ist es für alle Polio-Patienten extrem wichtig mit der physikalischen Therapie-Behandlung fortzufahren.
Hier sehen wir ein Beispiel von gesunden Nervenleitbahnen vor der Erkrankung: 3 Nervenzellen mit ihren Nervensträngen (Axone), versorgen (innervieren) Oberarm-Muskelfasern:-

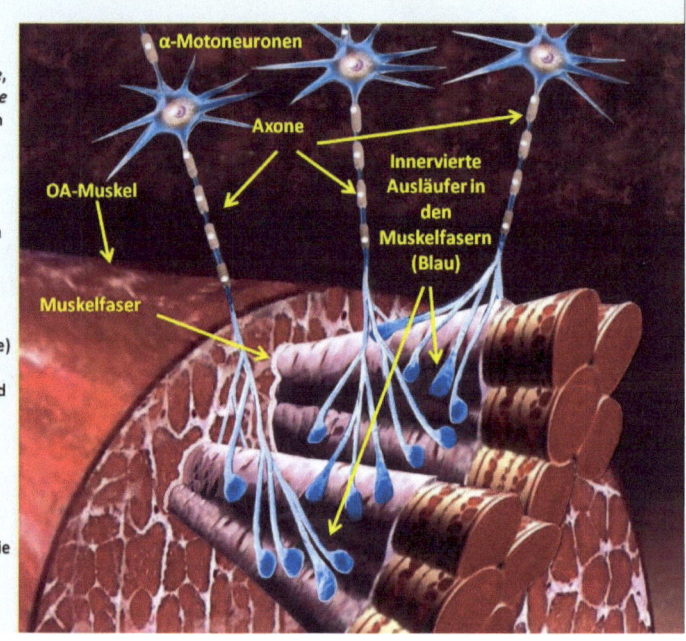

Gesunde Nervenleitbahnen

Signale für *bewusste*, das heißt *willkürliche* Muskelbewegungen laufen über α-Motoneuronen.

Ihre zugehörigen Zellkörper liegen im Vorderhorn des Rückenmarks.

Die zugehörigen langen Fasern (Axone) sind gebündelt mit anderen Axonen und

ziehen zu den Muskelfasern der Muskulatur.

Die Ausläufer des Axons innervieren die Muskelfasern.

α-Motoneuronen

Axone

OA-Muskel

Innervierte Ausläufer in den Muskelfasern (Blau)

Muskelfaser

Das Polio-Virus kann nicht nur eine Reihe von Kontrollzentren im Gehirn (z.B. Atemzentrum, Kreislaufzentrum, Schlaf-/Rhythmus-Zentrum, Temperatur-Zentrum, etc.) zerstören. Es zerstört auch viele motorische Nervenzellen im Rückenmark, die für die Skelettmuskeln zuständig sind, und ihre jeweiligen Nervenstränge, das zu schlaffen Lähmungen führt. Der Verlust von motorischen Nervenzellen und ihren Nervensträngen bedeutet Kontaktverlust zu den zugehörigen Muskelfasern. Viele der motorischen Nervenzellen sind komplett zerstört oder irreparabel beschädigt.

Hier dasselbe Beispiel bei einer Polio-Infektion:

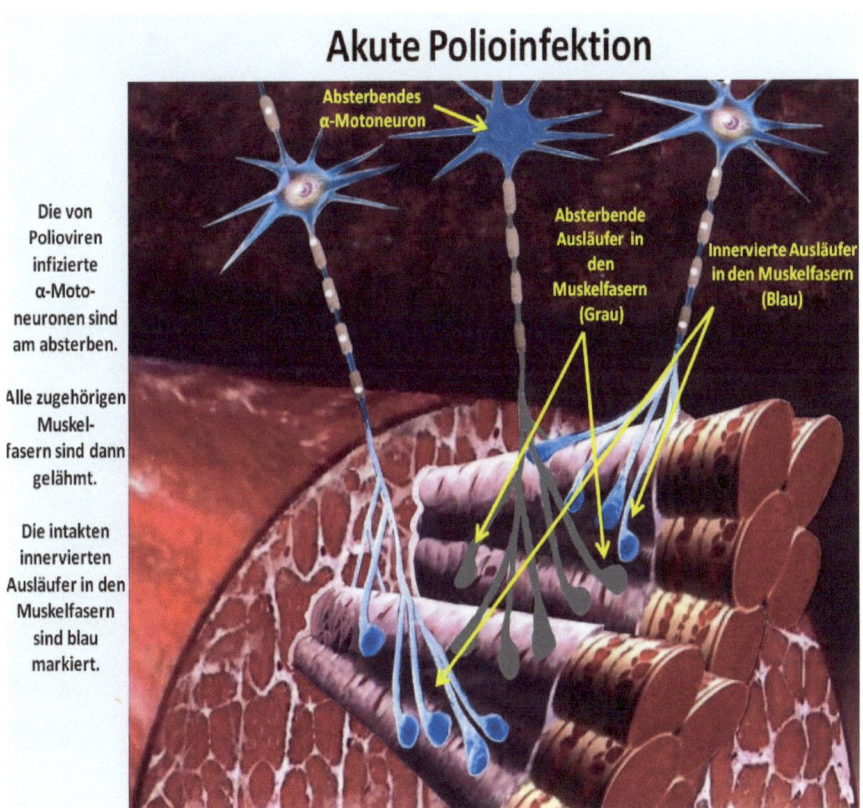

Akute Polioinfektion

Die von Polioviren infizierte α-Moto-neuronen sind am absterben.

Alle zugehörigen Muskel-fasern sind dann gelähmt.

Die intakten innervierten Ausläufer in den Muskelfasern sind blau markiert.

Absterbendes α-Motoneuron

Absterbende Ausläufer in den Muskelfasern (Grau)

Innervierte Ausläufer in den Muskelfasern (Blau)

Nach der Krankheit und während der Erholungsphase, sprießen neue Fasern von überlebenden motorischen Nervenzellen aus, die den gleichen Muskel dienen, um einige der verwaisten Muskelfasern, die zuvor von zerstörten motorischen Nervenzellen versorgt wurden, neu zu versorgen.

Dies geschieht während der Rehabilitationsphase bei einer physikalischen Behandlung – ein langsamer Muskelaufbau.

Erholungsphase nach der Infektion

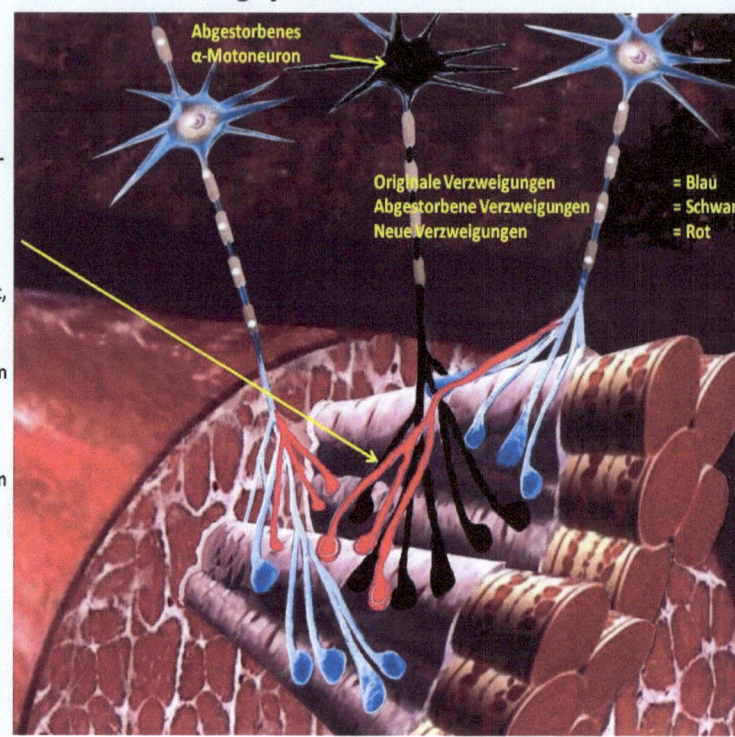

Abgebildet sind neugebildete axonale Ausläufer in Rot.

Das bedeutet, daß sich im Umfeld des dazugehörigen Axons zusätzliche Ausläufer entwickeln um manche verwaiste Muskelfaser neu zu versorgen.

Abgestorbenes α-Motoneuron

Originale Verzweigungen = Blau
Abgestorbene Verzweigungen = Schwarz
Neue Verzweigungen = Rot

Während dieses, eine gewisse Erholung der Muskeln fördert, stellt die zusätzliche Versorgung der Fasern eine zusätzliche Belastung für die Nervenzellen dar, um die zusätzlichen Fasern zu versorgen. Die motorischen Nervenzellen, die überlebt haben, vergrößern sich, da sie mehr Muskelfasern unterstützen müssen. Diese werden zu motorischen Rieseneinheiten. Dies ist ein Reparaturmechanismus, der nach der akuten Phase einsetzt, um durch Polio gelähmte Muskelgruppen zu unterstützen.

Kompensation – Ummodelierung 1

Ummodelierung
bedeutet:
ein solches
Motoneuron, das
in der
Erholungsphase
neue
Verzweigungen
gebildet hat und
dann ein vielfaches
an Muskelfasern
versorgen kann wie
zuvor. Man spricht
von einer
motorischen
Rieseneinheit.

Diese Anpassung
ist nicht statisch
und bedeutet, daß
alte Zweige ständig
durch
nachwachsende
neue ersetzt
werden.

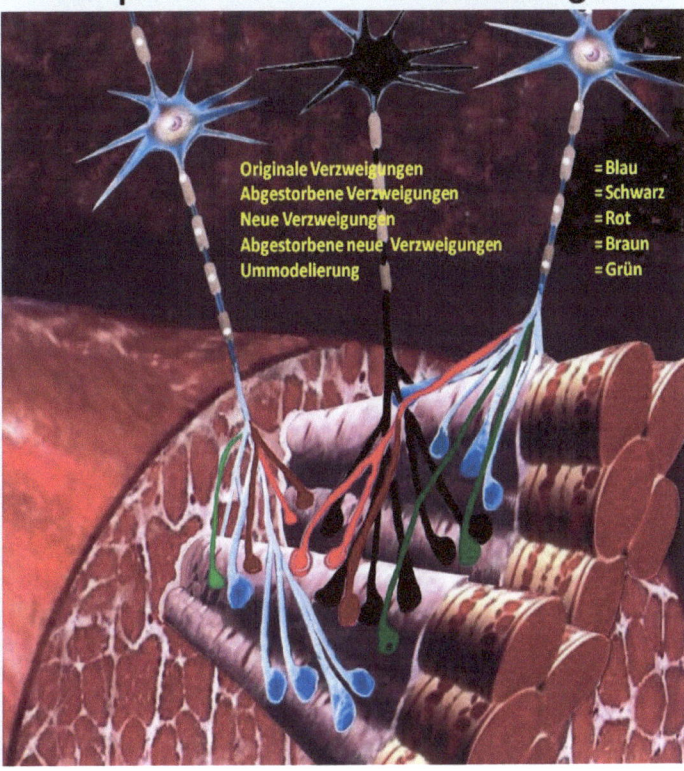

Originale Verzweigungen = Blau
Abgestorbene Verzweigungen = Schwarz
Neue Verzweigungen = Rot
Abgestorbene neue Verzweigungen = Braun
Ummodelierung = Grün

Kompensation – Ummodellierung

Dies bedeutet, dass sich Muskelzellen bei regelmäßigem Training nach der Erholungsphase verdicken und kraftvoller werden. Die zwei Kompensationsmechanismen:- Muskelwachstum und Verbesserung der Nervenversorgung durch Vermehrung der Ausläufer der Nervenstränge, sind sehr effektiv.
Die Hälfte aller motorischen Nervenzellen kann verlorengehen, ohne dass klinisch gesehen die normale Muskelkraft dabei abgenommen hat. Allerdings sind diese Anpassungen weder statisch noch dauerhaft. Vielmehr werden nach der Erholung von der akuten Infektion die motorischen Einheiten fortlaufend ummodelliert:

Alte synaptische Kontakte bauen sich ab und gleichzeitig bauen sich neue auf.

Diese Dynamik einer permanenten Reparatur ist auf der Basis einer rein äußerlich konstanten Leistungskraft begründet. Wird das Gleichgewicht zwischen Ab- und Aufbau gestört, kann es zu erneuter Muskelschwäche kommen.

Einige Polio-Patienten sind nach der Akutphase der Polioinfektion möglicherweise auf einen Rollstuhl angewiesen oder müssen Orthesen tragen etc. Andere können Glück haben und sind dazu in der Lage, körperlich mehr zu leisten als vor der Infektion. Allerdings ist nach aktuellem Wissensstand bekannt, dass aufgrund der Regeneration (Aufbau der motorischen Rieseneinheiten) viele Polioüberlebende ununterbrochen ihre physikalischen Grenzen überschreiten. Nach einem Zeitraum von 15-40 Jahren führt dies zu einer Degeneration der motorischen Rieseneinheiten und endet schließlich mit dem Post-Polio-Syndrom.

Was wir daraus lernen, ist: **Ja zum Muskelaufbau in der „Anfangsphase"** nach der Krankheit, aber in den Jahren danach möglichst **nie „die Schwelle der Überbelastung" überschreiten**.

Dies kann helfen, das PPS möglichst lange *„in Schach"* zu halten.

Risiken, an einer Poliomyelitis zu erkranken

Das Poliovirus greift nur Menschen und Primaten (Orang-Utans, Gorillas und Schimpansen) an und wird durch eine fäkal-orale Schmier- oder Kontaktinfektion, aber auch durch Tröpfcheninfektion (Husten, Niesen) von einer Person zur anderen übertragen. Deshalb bedeutet es für nicht geimpfte Personen eine große Gefahr, an einer Polio-Infektion zu erkranken, wenn er/sie:

-    sich in Gebieten mit schlechter Hygiene aufhält (Urlaub, Geschäftsreisen etc.),

-    sich in Gebieten aufhält, in denen die Bevölkerung keinen ausreichenden Impfschutz hat (3. Welt, Kriegsgebiete etc.),

-    schwanger ist,

-    so jung ist, dass das Immunsystem noch nicht vollentwickelt ist, oder

-    an einer angeborenen oder erworbenen Immunschwäche leidet (Immunsuppressiva nach Organtransplantation, Zytostatikatherapie bei bösartigen Erkrankungen etc.),

-    sich in Polio-Endemiegebieten aufhält oder

-    engen Kontakt mit Personen aus Endemiegebieten hat (Flüchtlinge, Kriegsverletzte etc.),

-    Poliopatienten behandeln (Ärzte, Pflegepersonal) oder

-    engen Kontakt mit Personen aus medizinischen Laboratorien, die Untersuchungen mit Polioviren durchführen oder selbst dort arbeiten.

Das Poliovirus

Das **Poliovirus** ist ein Virus
aus der Familie der Mikroviren   *(Picorna-viridae),*
Gattung Darmviren *(Genus
Enteroviren),*   die   sich
schnell   durch   den   Körper
verteilen   und   Lähmungen
innerhalb von Stunden oder
Tagen verursachen können.

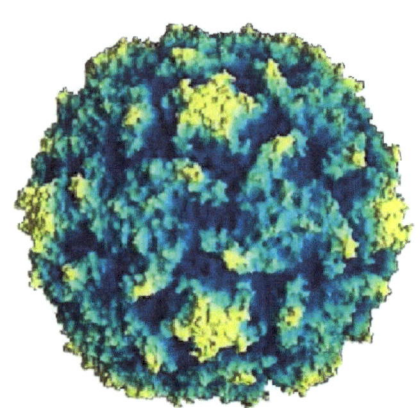

Sie sind strukturell den menschlichen Darmviren ähnlich. Es handelt
sich um ein sehr einfaches Virus ohne Hülle mit einem Erbgut aus
einzelsträngiger plus-RNS (Ribonukleinsäure).

Es gibt drei Arten von extrem ansteckenden Polio-Viren der Familie
der Mikroviren – Gattung Darmviren:

- **Serumtyp 1 (**Mahoney oder Brunhilde)

    Dieser Typ kommt am häufigsten vor und kann auch eine schwere
    Erkrankung verursachen.

- **Serumtyp 2** (Lansing)

    Dieser Typ verursacht eher leichte Verläufe.

- **Serumtyp 3** (Leon)

    Dieser Typ kommt eher selten vor, verursacht aber in der Regel
    einen ernsten Verlauf.

Aufgrund seiner Struktur ist das Poliovirus ein umweltstabiles Virus,
das gegen etliche Desinfektionsmittel wie 70%-iges Ethanol,
Isopropanol und quartäre Ammoniumbasen resistent ist. Auch durch
viele Detergenzien (Stoffe in Reinigungs- und Waschmitteln) oder
durch Säuren (z. B. Magensäure), wird das Virus kaum inaktiviert.

Das Virus benötigt für die Infektion einen spezifischen Rezeptor, das
CD155-Protein, auf den Wirtszellen (Monozyten, Makrophagen,

T-Lymphozyten und Nervenzellen). Es vermehrt sich im Zytoplasma der Wirtszelle.

Das Virus wird durch Schmierinfektion (*fäkal-oral*) und auch durch Gegenstände übertragen. Nachdem das Virus über den Mund aufgenommen wurde und sich im lymphatischen Gewebe des Nasen-rachenraumes und des Verdauungstraktes vermehrt hat, kommt es zu einer Virusinfektion (Virämie), bei der das Virus über die Blutbahn verteilt wird.

Der Nachweis des Virus kann aus Stuhlproben, Rachenabstrichen und aus dem Nervenwasser (Liquor => Lumbalpunktur) erfolgen. Heute geschieht dies mittels der sog. RT-PCR, mit der direkt die virale RNS (Ribonukleinsäure) nachgewiesen wird. Man kann sogar nur Teile des Viruserbguts bestimmen (sequenzieren), um über Sequenzvergleiche den Infektionsweg von Mensch zu Mensch nachvollziehen zu können. Auch ein Nachweis von Antikörpern gegen das Virus kann im Serum des Patienten durchgeführt werden.

Ein positiver Nachweis des Poliovirus ist nach dem deutschen Infektionsschutzgesetz meldepflichtig.

Epidemien gab es ab ca. 1880. Ursprünglich war das Virus weltweit verbreitet; in den Tropen traten Epidemien ganzjährig auf, in gemäßigten Breiten vor allem im Sommer. In Epidemie-Gebieten ist das Virus unter anderem auch in Abwässern nachweisbar. In der Umwelt soll es mehrere Wochen vermehrungsfähig bleiben. Das Virus ist derzeit vor allem in Afrika (breiter Gürtel von der Goldküste bis Somalia und in Südafrika), sowie in Pakistan und Afghanistan) endemisch (andauernd gehäuftes Auftreten in einer begrenzten Region oder Population).

Impfung gegen Poliomyelitis

In Deutschland sollten alle Kinder und Erwachsenen nach den Richt-linien der "Ständigen Impfkommission" (STIKO) des Robert-Koch-Instituts (RKI) gegen Kinderlähmung geimpft werden. Fragen Sie Ihren Arzt/Hausarzt, wenn Sie unsicher sind, ob Sie vollständig ge-impft sind.

Die Impfung

Kleinkinder

Für Kleinkinder ist der Polio-Impfstoff in der Regel Teil des kombinierten **Diphtherie, Tetanus, Pertussis (Keuchhusten), Polio, Haemophilus-Influenzae.** Impfstoffs, der bei den Routine-Impfungen im Kindesalter gegeben wird.

Erwachsene und Jugendliche

Für Erwachsene und Jugendliche die eine Polio-Immunisierung erhalten, wird in der Regel der kombinierte Polio-Impfstoff "Tetanus, Diphtherie und Polio" verwendet.

Der Impfstoff

Regt den Körper an, Antikörper gegen das Polio-Virus zu bilden. Diese Antikörper geben Schutz vor der Kinderlähmung, sollten Sie mit diesem Virus infiziert werden. Der Impfstoff kann sicher gegeben werden, auch wenn Sie schwanger sind oder stillen.

Vor 1998 wurde der Polio-Impfstoff in oraler Form gegeben. Der Impfstoff wird **in Deutschland immer als Injektion verabreicht.**
Wenn Sie zuvor eine Polio-Impfungsreihe mit oralem Impfstoff begonnen haben, können Sie diese Reihe mit Polio-Injektionen fortsetzen. Sie brauchen nicht erneut neu zu starten.

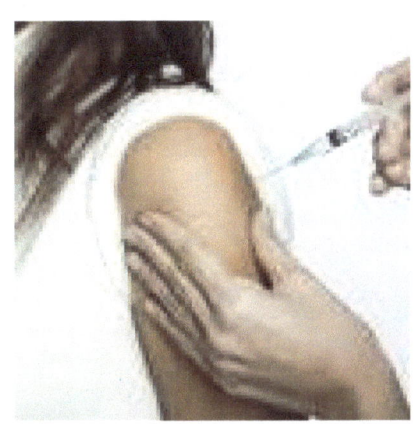

Indikationen der Polio-Impfung bei Erwachsenen

Erwachsene, die im Säuglings- und Kleinkindalter eine vollständige Grundimmunisierung sowie im Jugendalter oder später mindestens eine Auffrischimpfung erhalten haben oder die als Erwachsene nach den Angaben des Herstellers grundimmunisiert wurden und eine Auffrischimpfung erhalten haben, gelten als vollständig immunisiert.

Ungeimpfte Personen erhalten IPV (inaktivierte Polio-Vakzine) entsprechend den Angaben des Herstellers (s. auch Tabelle unten).

Ausstehende Impfungen der Grundimmunisierung werden mit IPV nachgeholt. Eine routinemäßige Auffrischung wird nach dem vollendeten 18. Lebensjahr nicht empfohlen.

Angehörige folgender Gruppen sollten über eine aktuelle Polio-Impfimmunität verfügen (Auffrischung der Polio-Impfimmunität durch IPV, falls die letzte Impfstoffgabe länger als 10 Jahre zurückliegt, ggf. Grundimmunisierung oder Ergänzung fehlender Impfungen):

- **Alle Personen bei fehlender oder unvollständiger Grundimmunisierung**
- **Alle Personen ohne einmalige Auffrischimpfung**
- **Für folgende Personengruppen ist eine Auffrischimpfung indiziert:**
  - **Reisende in Regionen mit Infektionsrisiko (die aktuelle epidemische Situation ist zu beachten, insbesondere die Meldungen der WHO)**

- o **Aussiedler, Flüchtlinge und Asylbewerber, die in Gemeinschaftsunterkünften leben, bei der Einreise aus Gebieten mit Polio-Risiko**
- o **Personal der oben genannten Einrichtungen**
- o **medizinisches Personal, das engen Kontakt zu Erkrankten haben**
- o **Personal in Laboratorien mit Poliomyelitis-Risiko**
- o **Bei einer Poliomyelitis-Erkrankung sollten alle Kontaktpersonen unabhängig vom Impfstatus ohne Zeitverzug eine Impfung mit IPV erhalten**
- o **Ein Sekundärfall ist Anlaß für Regelungs-Impfungen mit IPV.**

Polio-Impfung – Zeitplan

Die Polio-Impfung wird als Teil des Routine-Immunisierungs-programms angeboten. Auch nach der Grund-Impfung bei Säuglingen muss der Impfschutz aufgefrischt werden. Eine vollständige Polio-Impfungsreihe in Deutschland besteht aus einer Kombinations-Dosierung des Impfstoffs (Säuglingsimpfung mitgerechnet), wie folgt:

Bezeichnung der Kombinations-Impfung	Alter		
	5-6 Jahre	9-17 Jahre	>18 Jahre
Kinderlähmung		Ja	Ja **
Tetanus	Ja	Ja	Ja *
Diphtherie	Ja	Ja	Ja *
Keuchhusten	Ja	Ja	Ja ***
*	Auffrischimpfung alle 10 Jahre		
**	Gegebenenfalls Nachholimpfung		
***	1 mal Auffrischimpfung		

Nebenwirkungen des Polio-Impfstoffs

- Leichte Schwellung und Rötung an der Injektionsstelle ist üblich.
- Eine kleine Fläche von harter Haut kann sich an der Injektionsstelle bilden, die in der Regel nach einer gewissen Zeit verschwindet.
- Manchmal tritt Fieber auf, wenige Stunden nach der Injektion.
- Schwere Reaktionen sind extrem selten.

Vorsicht, wenn Erwachsene nicht geimpft sind

Polio ist nicht nur eine Kinderkrankheit, es kann jeden treffen. Kinder in Deutschland sind seit 1962 gegen die Kinderlähmung geimpft worden. Wenn Sie vor 1958 geboren sind, konnten Sie damals nicht immunisiert worden sein. Alle Erwachsenen, die nicht gegen Polio geimpft wurden, sollten die Grundimmunisierung von drei Polio-Impfstoffen in monatlichen Abständen starten. Danach die Auffrischungs-Dosierungen wie oben beschrieben.

Reisende

Durch die Immunisierungen ist Polio in den meisten Teilen der Welt weitgehend zurückgedrängt worden. Allerdings ist es immer noch ein Problem in einigen Regionen, vor allem Nigeria, Pakistan, Indien und anderen Teilen von Afrika und Asien. Sollten Sie bei Reisezielen in Polio-Risikogebiete unterwegs sein, kann Sie Ihr Arzt/Hausarzt beraten:

- Viele Menschen werden bereits vollständig von ihrer Routine Kindheit-Impfungen immunisiert sein und benötigen keine Auffrischimpfung.
- Wenn Sie keine Auffrischimpfung in den letzten 10 Jahren gehabt haben, sind Sie gut beraten, wenn Sie eine Auffrischimpfung des Impfstoffs bekommen, sollten Sie in bestimmte Länder reisen wollen. Dies ist besonders wichtig für Menschen, die in Risikogebieten in der Gesundheitspflege arbeiten wollen.

-       Erwachsene - siehe Hinweise *Polio-Impfung – Zeitplan* oben. Wenn Sie nicht geimpft sind, sollten Sie sich immunisieren lassen, bevor Sie reisen.

Ausgehend von geschätzten 350.000 Fällen, sind die endemischen Polio-Fälle seit 1988 um mehr als 99% in mehr als 125 Ländern zurückgegangen. Im Jahr 2013 sind nur Teile von drei Ländern in der Welt nicht als Poliofrei erklärt worden, der kleinste geographische Bereich in der Geschichte. Die Fallzahlen von Polio-Wildvirus Typ 3 sind auf die jemals ermittelten niedrigsten Zahlen in der Geschichte zurückgegangen.

Weitere Informationen

Richtlinien der "Ständigen Impfkommission" (STIKO) des Robert-Koch-Instituts (RKI)

Diese Richtlinien werden laufend auf den aktuellen Stand gebracht und können im Internet unter www.rki.de eingesehen werden. Wenn sie unsicher sind, ob ihr Impfschutz ausreichend ist, fragen Sie Ihren behandelnden Arzt.

Poliomyelitis – Geschichte

Die Poliomyelitis tritt oft als Epidemie auf. Sie ist eine weltweit verbreitete Darm-Virusinfektion. Die Kinderlähmung forderte bereits vor
mehr als 5000 Jahren ihre Opfer. In der ersten Hälfte des 20. Jahrhunderts wurde Europa von schweren Polioepidemien   heimge-
sucht.

Bereits 1956 wurde in den USA und in den skandinavischen Ländern
die Salk-Impfung mit großem Erfolg zum Schutz der Bevölkerung
angewandt.

In Deutschland wurde, erst ab 1962 auf Drängen von Bayern und
Nordrhein-Westfalen, eine Massenimpfkampagne durchgeführt. Zunächst gegen den besonders gefährlichen Typ I des Poliovirus, in den
folgenden Jahren auch gegen Typ II u. III. Seit 1965 wurde der
trivalente Impfstoff gegen alle 3 Serum-Typen benutzt.

Das Post-Polio-Syndrom

Ursache der Krankheit

Das Post-Polio-Syndrom (PPS) ist eine **neurodegenerative Erkrankung.** Zahlreiche Theorien wurden vorgeschlagen, um das PPS zu erklären. Aufgrund vorliegender Studienergebnisse und nach der am weitesten akzeptierten Theorie scheint die Ursache der Erkrankung in einer *„neuronalen Dauerüberlastung"* zu liegen. D.h., dass die über viele Jahre andauernde massive Überbeanspruchung (**Überlastung**) letztendlich zur Zerstörung der noch verbliebenen motorischen Nervenzellen führt.

Der Grund dafür liegt in der dauerhaften, zusätzlichen Überbelastung verbliebener motorischer Nervenzellen *(motorischen Rieseneinheiten gebildet nach der akuten Phase der Polio)*. Ein PPS wird oft ausgelöst durch psychischen, physischen und/oder stoffwechselbedingtem (metabolischem) Stress, sowohl durch hohen Anfall von erregenden Nerventransmittern als auch durch die zu leistende Mehrarbeit, um neu ausgesprosste Nervenfaserenden und mehr Muskelfasern zu versorgen.

Bereits 1980 wurde dies durch Wiechers und Hubbell von der Staatsuniversität von Ohio in Columbus vorgeschlagen. Ihren Untersuchungen zufolge büßen die motorischen Nervenzellen von Polio-Betroffenen, zunehmend mit der Anzahl der Jahre nach der Rekonvaleszenz (Periode der Genesung nach Krankheit), ihre Funktionsfähigkeit ein.

Andere Ursachen, die von Medizinern schon vorgeschlagen worden sind, wobei die Beweise für diese Theorien allerdings nur äußerst begrenzt sind, lauten:

- Eine anhaltende Infektion irgendeiner Art,
- Umweltchemikalien, etc.

Schon während der Phase funktioneller Stabilität kann eine fehlende oder mangelhafte Funktion der motorischen Nervenzellen festgestellt werden. Wenn dann eine Zerstörung von mehr als ca. 50% der motorischen Nervenzellen überschritten wird, kommt es nach vorherrschender Lehrmeinung zum Auftreten des PPS durch eine sogenannte Dekompensation (Unausgeglichenheit, Entgleisung) des seit der akuten Kinderlähmung bestehenden De- und Reinnervations-Prozesses (Entzug bzw. Versorgung mit Nervenreizen).

Da die geschädigten Nervenstrukturen oft bereits unter normalen Alltagsbedingungen an ihrer Belastungsgrenze bzw. bereits darüber arbeiten, ist die Dekompensation schon vorprogrammiert. Der Zeitpunkt des Eintritts der Dekompensation hängt von dem Grad der Vorschädigung und der Belastungsintensität ab.

PPS-Klassifikation

Das Post-Polio-Syndrom (PPS) wird inzwischen als eigenständiges Krankheitsbild (*Zweiterkrankung*) gesehen. Es besitzt im weltweit benutzten ICD-10 (*International Classification of Disease*) eine eigene Kennziffer (**G14**). Es wird damit auch von der WHO (Weltgesund-heitsorganisation) gegenüber allen anderen Spätschäden nach einer durchgemachten Poliomyelitis (ICD-10 **B91**) abgegrenzt.

Wann tritt das Post-Polio-Syndrom auf?

Das Post-Polio-Syndrom tritt in der Regel 15 bis 40 Jahre nach einer Kinderlähmung in akuter oder schleichender Form in Erscheinung. Es beginnt oft mit neuen Schwächen in Muskeln, in denen Muskel-Kontraktionen/Verkrampfungen wiederholt auftreten (z.B. beim Gehen, Treppensteigen und/oder beim Ankleiden). Die Schwächen können auch in Muskeln, die ursprünglich nicht von der akuten Polio-myelitis betroffen waren, auftreten. Es entstehen Atemprobleme, häufig zum ersten Mal in Verbindung mit einem Anästhetikum (Medikament zur Erzeugung eines „Zustandes der Empfindungs-losigkeit" zum Zweck einer operativen oder diagnostischen Maßnahme -> Narkose).

Post-Polio-Patienten werden in vielen Fällen mit Schmerzmitteln oder anderen Medikamenten behandelt, da die meisten Ärzte oder Patienten vorliegende gesundheitliche Einschränkungen nicht auf die ursprüngliche Polio-Erkrankung zurückführen. Physikalische Therapie wird sehr häufig in Form von Muskelaufbau-Training verschrieben. Das **schadet** dem Post-Polio-Patienten mehr, als es ihm hilft, weil diese Vorgehensweise zu einer Beschleunigung der Degeneration führt.

Die systematische **Überbelastung** der wenigen verbliebenen funktionstüchtigen motorischen Nervenzellen über viele Jahrzehnte, die zu einem unwiederbringlichen Absterben der Nervenzellen führt, wird als Hauptursache für die Entstehung des Post-Polio-Syndroms gesehen.

Das Post-Polio-Syndrom ist nicht heilbar. Deshalb ist es für die Betroffenen sehr wichtig, ihren jeweils aktuellen **„Status" zu akzeptieren.** Der jeweils aktuelle Krankheitszustand erfordert immer neue Anpassungen und Veränderung der Lebensumstände. Nur so ist es möglich, den aktuellen „Status" möglichst lange zu erhalten.

Der Weg zur Degeneration

Mehr als ca. 95 Prozent der motorischen Nervenzellen des Rücken-marks sowie zahlreiche Gehirnzellen können bei der Polioinfektion befallen sein. Einige von ihnen können sich später erholen, die anderen sterben ab.

Den Ausfall etlicher motorischer Nervenzellen kann der menschliche Organismus teilweise ausgleichen. Aber es lässt sich nicht vorher-sehen, inwieweit Lähmungen zurückbleiben. Die überlebenden motorischen Nervenzellen können auf *einen noch unbekannten* Reiz hin erneut Kontakte zu verwaisten Muskelzellen herstellen. Anderen-falls würden alle verwaisten Muskelfasern degenerieren und in der Folge absterben. Ein Eigenschutz - es ist, als wolle der Körper möglichst viele der von der zentralen Steuerung abgekoppelten Muskelfasern am Leben und auch funktionstüchtig erhalten. Am Ende hat eine solche motorische Nervenzelle, die ursprünglich vielleicht 100 bis 2000 einzelne Muskelfasern versorgte, nun mit 3000, 5000 oder gar 10000 Nervenzellen Kontakt (Bildung motorischer Rieseneinhei-ten).

Dank dieser motorischen Rieseneinheiten können die wenigen über-lebenden Nervenzellen während der Erholungsphase und danach die Arbeit der vielen abgestorbenen Nervenzellen mit übernehmen. Dadurch arbeiten die verbliebenen motorischen Nervenzellen aber Zeit ihres Lebens an ihrer Leistungsgrenze oder sogar darüber hinaus (wie in einem lebenslang andauernden Marathonlauf).

Anhand unseres bekannten Graphik-Beispiels sehen Sie, wie sich die Degeneration bei einem PPS fortsetzt:

Nach vielen Jahren (ab ca. 15 bis 40) einer gewissen Stabilität der Körperfunktionen, degenerieren die Rieseneinheiten. Die Folge ist eine erneute Muskelschwäche. Es werden zwei Arten des Abbaus festgestellt:

eine progressive Form, wobei die Einbußen größer sind als die Regeneration wett machen kann und

eine wechselhafte Form, bei der die Synthese, das heißt, die Abgabe des Überträgerstoffs Acetylcholin gestört ist.

Hier sind nur noch die blauen und grünen Verästelungen übrig geblieben.

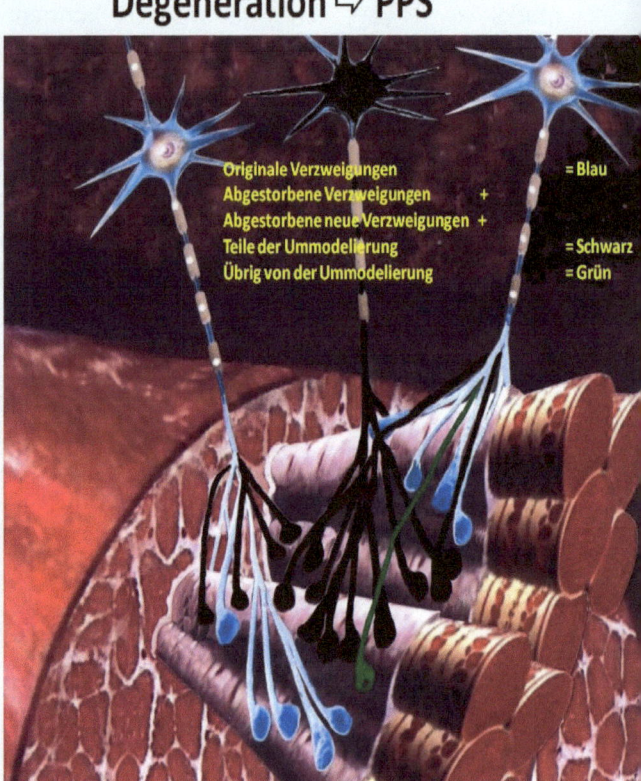

Degeneration ⇨ PPS

Originale Verzweigungen = Blau
Abgestorbene Verzweigungen +
Abgestorbene neue Verzweigungen +
Teile der Ummodelierung = Schwarz
Übrig von der Ummodelierung = Grün

PPS Symptome

Gesundheitliche Probleme der Polioüberlebende in %

Müdigkeit	85
Muskelschmerzen	80
Gelenkschmerzen	80

Schwäche

in früher befallenen Muskeln	80
in früher nicht befallenen Muskeln	60
Kälteintoleranz	45
Atrophien (Muskel-/Gewebeschwund)	35

Probleme bei Aktivitäten des täglichen Lebens

Gehen	75
Treppensteigen	70
Ankleiden	40

Andere Symptome

Es gibt viele andere Symptome die nicht mit PPS erklärt werden können. Wenn andere mögliche Ursachen ausgeschlossen sind, wird PPS manchmal als Ursache in Betracht gezogen.

Diagnostik des Post-Polio-Syndroms

Die Diagnostik des Post-Polio-Syndroms (PPS) beruht im Wesentlichen auf einer ausführlichen Anamnese (Ergebnis einer Erhebung im Rahmen der ärztlichen Tätigkeit) und einer gründlichen körperlichen Untersuchung, inklusive eines neurologischen und orthopädischen Status. Die Diagnose beweisende Laboruntersuchungen gibt es nicht.

Die Diagnose eines Post-Polio-Syndroms ist stets eine Ausschlussdiagnose, die als solche nicht beweisbar ist. Gegenteilige Bemühungen in der täglichen Praxis beweisen nur mangelnde spezifische Kenntnisse des behandelnden Arztes.

Bei der differentialdiagnostischen Abgrenzung zu klinisch ähnlich aussehenden anderen neurologischen und muskulären Erkrankungen können verschiedene Untersuchungs- und Laborverfahren aber oft eine große Hilfe sein. Dabei kommen sowohl radiologische (CT, Kernspintomografie), elektrophysiologische (EMG), sonografische, histologische und labormedizinische Untersuchungsverfahren zum Einsatz.

Im Rahmen einer Verlaufskontrolle des Post-Polio-Syndroms können muskuläre Überlastungen oft an einer Erhöhung der CK-MM Werte* im Serum erkannt werden.

Das vor allem in der Muskulatur vorkommende Enzym, die CK (Creatinkinase), ist für die Energiebereitstellung der Zellen wichtig. Man bestimmt die CK im Blut um Skelettmuskelschäden und Herzmuskelschäden (z.B. Infarkt) zu erkennen und zu beobachten. Beim Gesunden stammt die CK-Aktivität im Blut fast ausschließlich aus der Skelettmuskulatur. Bei Muskelschäden kann die CK stark ansteigen. Nur selten kommt es zu Erhöhungen durch CK-Freisetzung aus anderen Geweben.

Die folgenden Punkte können bei der klinischen Anamnese und Untersuchung zur Diagnostik eines PPS hilfreiche Hinweise geben – sie liefern aber keinerlei Beweis:

1. In der Anamnese wird eine Polioerkrankung angegeben.

2. Nach der akuten Erkrankung trat eine Besserung ein.

3. Es folgte eine stabile Phase von mindestens 10 Jahren.

4. Akut oder schleichend treten neue Beschwerden auf wie:

    -   abnorme Ermüdung und Erschöpfung
    -   neue Muskelschwächen und Muskelatrophien
    -   diffuse Muskel-, Gelenk- und Nervenschmerzen
    -   außergewöhnliche Kälteintoleranz
    -   Probleme beim Schlucken und mit der Atmung (nächtliche Schlafapnoe)
    -   Atemprobleme nach einer Vollnarkose, sofern bei Wahl und Dosierung der Narkosemittel die durchgemachte Polio nicht berücksichtigt wurde.

5. Die neurologische Untersuchung ist mit einer vorangegangenen Poliomyelitis vereinbar.

6. Alle anderen Diagnosen als Erklärung der neuen Beschwerden können hinreichend sicher ausgeschlossen werden.

Post-Polio-Syndrom – Therapien

Grundlagen der Physiotherapie beim PPS

Über die optimale physiotherapeutische Behandlung von Patienten im Polio-Spätstadium und beim Post-Polio-Syndrom herrscht im Allgemeinen eine erschreckende Unkenntnis. Dies ist für das Wohl und Wehe und die Gesundheit der Patienten oft nachteilig und manchmal sogar gefährlich. Weit verbreitet ist hier immer noch das uralte Behandlungsmuster, das vor vielen Jahrzehnten bei Polio-patienten mit einer akuten Erkrankung an der Poliomyelitis praktiziert wurde: Maximales Muskeltraining zur Wiederherstellung der Beweglichkeit nach der Devise: **„üben, üben, üben und nochmals üben"** wird unglücklicherweise immer noch praktiziert.

Durch die großen Impfkampagnen in den 50er- und 60er-Jahren wurde die Poliomyelitis bei uns praktisch aus dem medizinischen Alltag vertrieben, das Wissen über diese Infektionskrankheit, ihre Folgen und ihre Therapie geriet in Vergessenheit und es wurde kaum noch etwas darüber gelehrt. In den letzten Jahren konnten aber viele neue Erkenntnisse über die Polio-Spätstadien und das sog. Post-Polio-Syndrom gewonnen werden. Diese wichtigen Erkenntnisse – **was sollte man tun** und **was sollte man lieber nicht tun** – sind nicht nur in den physiotherapeutischen Abteilungen unserer Kliniken (aller Stufen von Grund- und Regelversorgung über Maximalversorgung bis hin zu den Universitäten) und vieler Reha-Einrichtungen, sondern auch in den Physiotherapie-Schulen weitgehend unbekannt. Im Folgenden sollen daher die Grundlagen einer optimalen Physio-therapie bei diesen Patienten nach dem derzeitigen Stand von Wissenschaft, Technik (*state of the art*) und der Langzeiterfahrung dargestellt werden. Dabei wird auf die Therapien auf neurophysio-logischer Basis stellenweise etwas ausführlicher eingegangen, die in der täglichen Praxis nicht immer allen Therapeuten geläufig sind.

Bezug zum Krankheitsablauf ➪ Therapie

☺ (*Wir fassen noch einmal zusammen*) ☺

Bei der paralytischen Form der Kinderlähmung kommt es zu *schlaffen* Lähmungen. Diese entstehen, weil die durch das Poliovirus zerstörten motorischen Nervenzellen ihre zugehörigen Muskelfasern nicht mehr versorgen können.

In der auf die akute Infektionsphase folgenden Erholungsphase über-nehmen nun benachbarte, mehr oder minder noch intakte, motorische Nervenzellen deren Aufgaben. Neue Nervenzellausläufer spriessen aus und versorgen, so weit möglich, die verwaisten Muskel-fasern mit. Es tritt eine deutliche, aber meist nicht vollständige, muskuläre Erholungsphase ein. Dieser natürliche Reparaturvorgang funktioniert recht effektiv. Hatte so eine Zelle vorher einige wenige Muskelzellen zu versorgen, so hat sie nun einige hundert oder sogar tausende zu versorgen. Die sog. *motorische Rieseneinheit* und damit der Aufgabenbereich und der Stoffwechsel der Nervenzelle werden dadurch allerdings immens vergrößert. Klinisch bessert sich die Muskelkraft deutlich und viele Betroffene lernen in der Folgezeit wieder, sich besser zu bewegen oder können sogar wieder laufen. Auch nach dem Ende der akuten Poliomyelitis können neue Beschwerden auftreten. Da meistens Kinder von der Erkrankung betroffen sind, die sich ja noch in der Wachstumsphase befinden, entwickelt sich im Laufe der Jahre durch die lähmungsbedingten unterschiedlichen Belastungen auch ein unterschiedliches Wachstum. Dadurch kann sich z.B. ein schwerer betroffener Arm kürzer und schmächtiger entwickeln, als der weniger oder gar nicht betroffene Arm. Im Bereich der Wirbelsäule kann es durch die Schwächen der Rumpfmuskulatur zu Deformitäten und Skoliosen kommen. Ebenso können durch die Fehlbelastungen Kontrakturen (Versteifungen) auftreten.

Typischerweise treten bei etwa 70 Prozent der Patienten, die in der Kindheit eine Poliomyelitis durchgemacht haben, nach einer langen Periode funktioneller und neurologischer Stabilität von etwa 3 – 4 Jahrzehnten erneut Probleme auf in Form von:

- neuerlichen Schwächen (Verlust von Kraft und Ausdauer),
- erhöhte Erschöpfung (die nicht mit Anstrengungen zu erklären ist)
- verminderte Ausdauer und Funktionsverlust, aber auch Schmerzen, besonders in den Muskeln und Gelenken,

- Muskelatrophien,
- Probleme beim Atmen,
- Schluckbeschwerden und Sprachprobleme,
- sowie eine erhöhte Kälteintoleranz.

Die Patienten haben immer größere Schwierigkeiten, die Anforderungen des täglichen Lebens zu bewältigen (Leistungsdruck / Überforderung). Das sog. Post-Polio-Syndrom (PPS), welches heute als gesicherte eigenständige Zweiterkrankung gilt, stellt sich ein. Die Ursachen des PPS sind noch nicht endgültig geklärt. Als wahrscheinlichste Ursache ist eine Überlastung und Zerstörung verbliebener motorischer Nervenzellen, evtl. ausgelöst durch stoffwechselbedingtem (metabolischen) Stress. Schon während der Phase funktioneller Stabilität kann eine fortgesetzte Dysfunktion der motorischen Nervenzellen festgestellt werden. Wenn dann eine gewisse Schwelle *(Zerstörung von mehr als 50 bis 60% der motorischen Nervenzellen)* überschritten ist, kommt es nach herrschender Lehrmeinung zum Auftreten des Post-Polio-Syndroms durch Dekompensation, des seit der akuten Kinderlähmung bestehenden De- und Reinnervations-Prozesses.

Neurologisch-/Klinische Befunde

Bei der Erhebung des Initial-Status zu Beginn der physio-therapeutischen Behandlung fallen in der Regel folgende Befunde besonders ins Auge:

1.   Ein sehr buntes Bild stets schlaffer Lähmungen (Paresen = partielle Lähmungen), wobei das Lähmungsmuster nicht symmetrisch, sondern „buntgemischt" und meist proximal betont ist. Beim PPS können auch andere, von der *früheren* Poliomyelitis klinisch nicht befallene, Muskeln betroffen sein. Es wird diskutiert, dass es sich dabei um Muskelgruppen handeln könnte, die nicht sichtbar (subklinisch) von der Poliomyelitis befallen waren.

2.   Skelett-Deformitäten (Extremitäten- und/oder Wirbelsäule) mit daraus auf Dauer resultierenden Haltungsschäden. Demzufolge werden oft die passiven Halte- und Verriegelungsmechanismen über-belastet. Daraus resultieren zunehmend instabile Gelenke, erhöhter Verschleiß und Schmerzen mit entsprechenden Fehlhaltungen. Durch die dann benutzten Ausgleichsmechanismen sind auch weitere, bis dahin gesunde, Strukturen zusätzlich überlastet und geschädigt.

3.   Diffuse, schwer beschreibbare Muskelschmerzen, vor allem nachts.

4.   Gelenkkontrakturen (Versteifungen).

5.   Atemprobleme mit respiratorischer Insuffizienz (Atemlosigkeit, spontan und nach Anstrengung) und Schlafapnoe-Syndrom. Die Ateminsuffizienz wird sowohl durch PPS-bedingte Störungen des Atemzentrums mit daraus resultierender Schwäche der Atemmusku-latur hervorgerufen als auch durch mechanische Behinderung bei Skoliosen. Sie tritt oft erstmals anlässlich von Infektionen der Atem-wege oder länger dauernden Narkosen in Erscheinung.

6.   Eine abnorme Kälteintoleranz (Kälteunverträglichkeit).

7.   Ausgeprägte Lymphödeme an den Beinen. Sowohl aufgrund der Inaktivität der Beinmuskulatur (Rollstuhlfahrer) als auch ohne erklärbaren Grund (idiopatisch).

8.   Gelegentlich Schluckstörungen mit erhöhtem Atmungsrisiko (Aspirationsrisiko), Störung des Schluckapparates (Dysphagie), mühsames Sprechen (Dysarthrie) und Heiserkeit.

9.   Dann und wann Nervenschädigungen (z. B. Carpaltunnel-Syndrom) – meist durch sekundäre Schädigungen, insbesondere auch durch Hilfsmittelnutzung.

10.   Vereinzelt Osteoporose.

Auswahl einer adäquaten Therapie

Wegen der krankheitsspezifischen Veränderungen und anhand eines neuromuskulären Status sollten bei der Auswahl einer adäquaten Einzeltherapie, die folgenden Kriterien vor Therapiebeginn immer beachtet werden:

1. Die Poliomyelitis und das Post-Polio-Syndrom sind *neurologische* Erkrankungen und bedürfen daher einer neurologisch orientierten Therapie. Primär orthopädisch ausgerichtete Trainingstherapien sind in der Regel wenig hilfreich und daher nicht zu empfehlen.

2. Muskelaufbauende Therapien sind in der Regel schädlich, weil sie zu weiterer Überlastung der motorischen Nervenzellen führen und deren Absterben beschleunigen.

3. Hilfreich sind dagegen muskelerhaltende Therapien.

4. Die Therapie muss schonend erfolgen. Tritt in der Folge ein Muskelkater oder dergleichen auf, war die Therapie bereits zu intensiv und muss in der Folge reduziert werden.

5. Die Lähmungsmuster der Patienten sind sehr verschieden, die Krankheitsverläufe und die Lebensumstände sehr vielfältig und der Einsatz von Hilfsmitteln (Orthesen, Rollstühle etc.) sehr unterschiedlich. Deshalb muss auch der Behandlungsplan bei jeden Patienten streng individuell gestaltet werden. Starre Behandlungsprogramme für ganze Gruppen von Betroffenen sind daher in der Regel nicht besonders hilfreich. Sie sind deshalb meistens nutzlos und vergeuden nur die wertvollen Ressourcen im Sinne der noch vorhandenen Energie von Betroffenen.

6. Der Patient muss bei allen Therapien durch direkten Kontakt und Gespräch mit dem Therapeuten in seinem Bewegungsablauf geführt und kontrolliert werden. Das heißt, dass z. B. auch bei Therapien im Bewegungsbad der Therapeut mit im Wasser sein muss. Eine optische Kontrolle vom Beckenrand aus ist in aller Regel therapeutischer Unsinn.

Optimales physiotherapeutisches Behandlungskonzept

Ein in sich stimmiges und für ein bestmögliches Therapieziel optimales physiotherapeutisches Behandlungskonzept sollte mindestens die folgenden Maßnahmen umfassen:

- Erhalten von Muskelfunktion und Koordination

- Entspannung und Verbesserung des Muskelstoffwechsels

- Kontraktur- und Vorbeugung der Wirbelsäulen-verkrümmung (Skoliose-Prophylaxe)

- Vegetative Stimulation

- Funktionsschulung

- Hilfsmittel-Versorgung und –Schulung

- Atemtherapie

Folgende Grundsätze sollten für die Physiotherapie mit PPS-Patienten befolgt werden [modifiziert nach Gusowski (2012)]:

- Die ganzheitliche Beurteilung des Patienten und seiner Probleme sollte im Gegensatz zu einer Betonung der Behandlung einzelner Körperstrukturen im Vordergrund stehen.
- Teilhabeorientierte Zielbestimmung.
- Entlastungstherapie im Gegensatz zum Ausdauertraining.
- Re-Koordination der Muskulatur ist wichtiger als Body-Building.
- Ökonomisierung der Bewegung.
- Reaktive und reflektorische Therapieansätze statt zu intensiver Widerstandsübungen.
- Kontraktur- und Vorbeugung der Wirbelsäulenverkrümmung (Skoliose-Prophylaxe).
- Entspannung und Verbesserung des Muskelstoffwechsels.
- Hilfsmittelerprobung, -Versorgung und –Schulung.
- Hilfsmittelnutzung statt Erschöpfung (es ist nicht sinnvoll, wenn der Patient völlig geschwächt zur Therapie erscheint).

Geeignete Therapien

Bei der Auswahl der Therapieformen ist darauf zu achten, dass bei Polio-Patienten eine schonende muskel*erhaltende* und **keine** muskel-*aufbauende* Behandlung notwendig ist. Ein wichtiges Gebot hier ist: *Koordination vor Kraft*. Die folgenden Therapieformen haben sich im Sinne der bisherigen Ausführungen seit vielen Jahren besonders bewährt:

- Entlastungstherapie / Verbesserung des Muskelstoffwechsels

- Lagerung: In entlastender Ausgangsstellung, im Rollstuhl, Sitzergonomie

- Schlingentischbehandlung

- Bewegungsbad (34 ° C Wassertemperatur)

- Massagen: Diese dürfen aber nicht dazu führen, dass die Spannung in der Muskulatur so herabgesetzt wird, dass der Patient Probleme bekommt und dann vermehrt seine Kompensationsmechanismen einsetzen muss.

- Entspannungstherapien: z.B. nach Jacobson, aber auch Yoga etc.

- Interferenzstrom: Besonders bei Schmerzen indiziert.

- Wärmeapplikation

- Gezielter Hilfsmitteleinsatz

- Erhalten von Muskelfunktionen und Koordination

- Stimulationstechniken

- Isometrische Übungen

- Arbeiten in Bahnungssystemen (langer Muskelketten).

Behandlungsplan

Der für den Patienten aufgestellte Behandlungsplan muss individueller Natur sein, da die Lähmungsmuster und der Krankheitsverlauf bei den betroffenen Patienten jeweils unterschiedlich sind. Auch müssen dabei die Vielfalt und Verschiedenheit der Lebens- und Arbeitsbedingungen in den letzten Jahrzehnten sowie die Verwendung von Hilfsmitteln (Orthesen, manuell angetriebene Rollstühle, Elektro-Rollstühle etc.) berücksichtigt werden. Daher sind starre oder schematisierte Behandlungsprogramme und Behandlungen in Gruppen nicht hilfreich, oft wirkungs- und sinnlos und somit eine unnötige Verschwendung wertvoller Ressourcen.

In der Praxis haben sich **Kombinationen** von individuell verordneten und anerkannten Behandlungsmethoden (oder Teile davon) sehr bewährt. Hierdurch lassen sich gute Ergebnisse zur Linderung der Beschwerden und eine Stabilisierung des derzeitigen PPS-Status erreichen. Das therapeutische Hauptziel, die weitere Dezimierung der übriggebliebenen intakten Nervenfasern durch falsche physiotherapeutische Maßnahmen zu verhindern, muss stets im Auge behalten werden. Dieses Ziel lässt sich durch diese Vorgehensweise am ehesten erreichen.

Behandlungsmethoden

Bobath
Brunkow
PNF
Vojta
Feldenkrais

(siehe auch Seite 59)

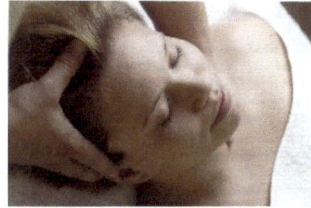 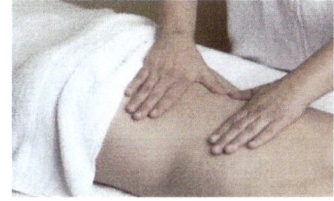

Bewegungsbad
(34° C Wassertemperatur)

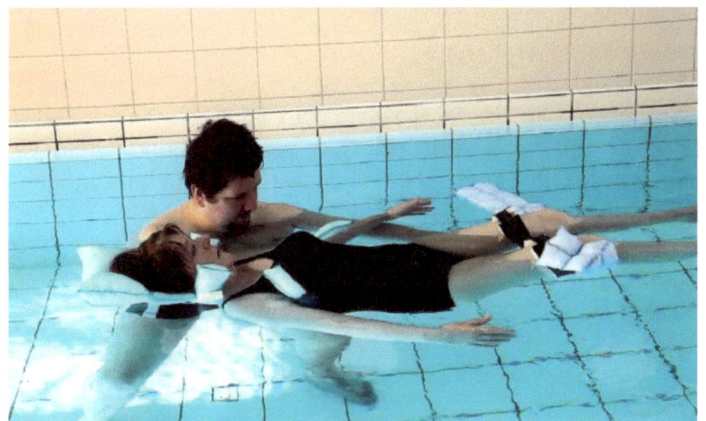

Anästhesie/Operation

Der Patient

Er sollte wissen, dass die Kenntnisse über PPS bei den Ärzten häufig sehr begrenzt sind: Es gibt wenig Literatur zu PPS. Internetrecherchen werden nur selten durchgeführt, und die Kommunikation mit Selbsthilfegruppen findet häufig nicht statt. Deshalb ist beim PPS **Teamarbeit** zwischen Anästhesisten, Operateuren, Physiotherapeuten, Pflegekräften und Patienten gefordert.

Der Patient sollte dem Anästhesisten Informationen (Literatur, Broschüren, Internet-Links) anbieten und das Gespräch **„auf Augenhöhe"** einfordern. Er sollte offen über Fragen, Ängste und Probleme sprechen und ggf. den Partner oder die Selbsthilfe-Gruppe einbeziehen. Wichtig ist, dass er eine wirklich vertrauensvolle Zusammenarbeit mit dem Anästhesisten anstrebt.

Nur diese Zusammenarbeit von Patient und Anästhesist, die gegenseitige Akzeptanz auf einer Ebene und das Bemühen einer optimalen Versorgung vor einer Operation durch beiderseitigen Informationsaustausch, können zu einer optimalen Vorgehensweise beitragen.

Was sollte der Arzt/Anästhesist wissen?

Das Krankheitsbild Post-Polio-Syndrom ist auch vielen Ärzten/ Anästhesisten nicht so vertraut. Ein entsprechend dem Patienten angepassten OP-Plans, sowie dessen Nachbehandlung aufgrund seiner Krankheitsbedingten Ausfälle, sollte erfolgen.
Eine intensive und umsichtige Vorbereitung selbst bei offensichtlich gesunden, respektive muskulär kompensierten PPS-Patienten, ist für die Sicherheit während der operativen Phase sehr wichtig!

Der Anästhesist sollte über grundlegende Informationen zur Polio-myelitis verfügen, vor allem sollte er wissen, dass es sich bei dieser Erkrankung um den Untergang der motorischen} Vorderhornzellen handelt. Er sollte wissen, dass ca. 2/3 der Erkrankungen spinale und ein Drittel bulbäre Formen sind. Auch eine Kombination aus beiden Formen ist möglich.

Bei einigen PPS-Patienten bestehen im Allgemeinen eine Verunsiche-rung vor einer Operation und die dazugehörige Narkose, insbesondere bei denjenigen die schon mal eine Narkose bekommen haben.

Im Vergleich zu anderen Patienten, benötigen PPS-Patienten eine längere Aufwachzeit, sowie eine längere Rekonvaleszenz.
Es sind weitere Merkmale die der Arzt/Anästhesist über PPS-Patienten wissen muss.

Der Arzt/Anästhesist sollte vom PPS-Patienten wissen:

- Welche Muskeln waren bei der akuten Polioerkrankung in welcher Ausprägung betroffen?

- Wie war der Status nach der Erholungsphase/der Regeneration?

- Bestand nach der Polioinfektion eine Beatmungs-pflicht/Atemschwäche oder war der Patient in der Eisernen Lunge?

- Welche Einschränkungen bestehen momentan?

- Welche andere Erkrankungen und Einschränkungen hat der Patient?

- Welche Medikamenten/Schmerzmittel nimmt der Patient und welche Medikamentenunverträglichkeiten hat der Patient?

Der Arzt/Anästhesist sollte die Hauptsymptome des PPS kennen:

- Lähmungen (auch erneute) und Schwäche der Muskulatur,

- Atemprobleme,

- erhöhte Häufigkeit von obstruktiver und zentraler Schlafapnoe,

- Schwäche der Schlundmuskulatur mit Schluckbeschwerden,

- Kälte-Intoleranz,

- Medikamenten-Intoleranz,

- Schmerzen in Muskeln und Gelenken,

- rasche Ermüdbarkeit,

- Thoraxdeformität.

- Kommunikation Arzt / Patient

In allererster Linie bedeutet sie **Kommunikation von Patient und Arzt „auf Augenhöhe"**. Der Patient informiert den Arzt durch Literatur ober über Selbsthilfegruppen und fordert seine individuellen Bedürfnisse ein (z.B. Physiotherapie, Atemtherapie, Empfindlichkeiten). Dabei sind Diskussionen über die Anästhesieverfahren erlaubt und wünschenswert.

Ärzte:

Vor der Operation

Anästhesie- und Operationsrisiken müssen in die OP-Planung einbezogen werden. Dabei ist zu beachten, dass PPS-Patienten eine geringere Muskelmasse haben als Patienten, die nicht betroffen sind. Dass ein Minderbedarf an Medikamenten gegenüber Mehrbedarf an Blut und Flüssigkeit besteht und dass oft Atemprobleme ein großes Problem sind. Die Medikamentenempfindlichkeit von Poliobetroffenen ist wesentlich höher, vor allem bei Narkotika und Anästhetika. Muskelrelaxantien (dienen der vorübergehenden Entspannung der Skelettmuskulatur) sollten möglichst vermieden werden. Außerdem liegt beim Patienten eine erhöhte Berührungs-, Druck-, Schmerz- und Temperaturempfindlichkeit vor. Deshalb ist es wichtig den Patienten entsprechend zu lagern und bei Kälteintoleranz warm zu halten.

Der Anästhesist sollte einkalkulieren, dass es zu Problemen beim intubieren (Einführen eines Tubus (Hohlsonde)) kommen kann und dass häufig eine Kälteintoleranz vorliegt und dadurch Wärmeapplikation indiziert ist. Möglichst unmittelbar nach der Operation sollte eine sofortige Physiotherapie – passive Bewegungsübungen auf neurologischer Basis – zur muskelschonenden Frühmobilisierung erfolgen. Der Anästhesist sollte auch bedenken, dass beim PPS-Patienten ein längerfristiger Informationsbedarf vorliegt und die Aufklärung über die Vorgehensweise **„auf Augenhöhe"** mit dem Patienten stattfindet.
Die Gabe von Antazida (z. B. 300 mg Ranitidin p.o.) am Vorabend und am OP-Tag vor der Operation – eine Vorbeugungsmaßnahme von postoperativer Übelkeit und Erbrechen (nach der Operation) ist empfehlenswert.

Medikamente:

Viele PPS-Patienten haben rezidivierend (häufig/ständig) Schmerzen und sind mit Schmerzmitteln vertraut.
Wirksamkeit der Medikamente dokumentieren
(Erhöhte Opioid-Empfindlichkeit)!

Blutkonserven:

Bei PPS-Patienten mit einer wesentlichen Lähmung besteht durch die geringere Muskelmasse ein reduziertes Blutvolumen **(Blutkonserven!)**.

Prämedikation

Medikamente zur Prämedikation sollten beruhigend/gegen Ängste (sedierend/anxiolytisch) wirken, **nicht muskelrelaxierend** (z. B. Promethazin, Opipramol oder alpha-2-Agonisten).

Bei Eingriffen an den Extremitäten sind periphere Nervenblockaden oder Regionalverfahren von Vorteil!

Der OP-Tag

Für alle Narkoseverfahren gilt: aktive Wärmemaßnahmen, vor allem bei bestehender Kälteintoleranz.

Regionalanästhesie

Es ist eine Verschlechterung der neurologischen Situation nach Regionalanästhesie möglich. Die Entscheidung für oder gegen diese Verfahren wird mit Ihrem Anästhesisten unter Abwägung der potentiellen Vor- und Nachteile erfolgen!

Bei Regionalanästhesien gilt: ggf. die applizierte Menge des Lokalanästhetikums reduzieren. Periphere und zentrale Regionalanästhesien mittels Kathetertechniken (auch zusätzlich zu einer Allgemeinanästhesie) erleichtern die postoperative opioidfreie Schmerztherapie.

Allgemeinanästhesie

Bei Allgemeinanästhesien gilt: **möglichst keine** Muskelrelaxation, Larynxmaske verwenden; möglichst wenige Opioide; allgemein gut steuerbare, kurz wirksame Substanzen einsetzen.

Nachfolgend ein Beispiel, diesen Kriterien entsprechende Narkoseführung:

Einleitung:

> Narkoseinduktion Propofol 1-2 mg/kg KG
> Fentanyl 2 µg/kg KG
> Muskelrelaxation Mivacurium 0,2 mg/kg KG

Narkoseführung:

> Remifentanil 0,05-0,2 µg/kg KG/min
> Desfluran oder Sevofluran 0,4-0,8 MAC
> Nachrelaxation nur unter neuromuskulärem Monitoring
> Multimodale PONV-Prophylaxe (4 mg Dexamethason, 4 mg Ondansetron, 0,5 mg Haloperidol)
> ggf. Supplementierung mit alpha-2-Agonisten
> Schmerztherapie beginnen!
> (1,5 g Novalminsulfon und Piritramid in reduzierter Dosierung)

Narkoseausleitung:

Mund/Rachenraum absaugen, Restrelaxation erfassen und ggf. anta-gonisieren.
Bei der Ausleitung der Narkose sollten Anästhetika und Analgetika früh abgestellt werden. Die Regionalanästhesie sollte weitergeführt werden ohne Lokalanästhetika.

-        Muskelkraftmessung mittels Relaxometrie. Aufwachphase mit Unterstützung der Atmung.

Postoperative Phase

-   Kontinuierliche Überwachung der Vitalfunktionen im Aufwach raum (**verlängerte Überwachung!**).

-   Atemübungen, Aufforderung zum Husten, ggf. CPAP (eigenes Gerät mitbringen!). Die Atemunterstützung und Physio- therapie sollte auf neurophysikalischer Basis erfolgen und die Frühmobilisierung bereits am operativen Tag.

-   Oberkörperhochlagerung 30° (zur Aspirationsprophylaxe).

-   Wärmemaßnahmen.

-   Schmerztherapie: Opioide vorsichtig titrieren (auswählen und dosieren), mit Nicht-Opiaten kombinieren, vorzugsweise Regional-Anästhesie-Verfahren mit patientenkontrollierter Analgesie (PCA) (Schmerzabwesenheit kontrollieren).

-   Indikation zur Überwachung auf *Intermediate Care* oder *Intensivstation* großzügig stellen.

Wichtig: Die Aufwachphase bei Poliopatienten dauert in der Regel deutlich länger.

Post-Polio-Syndrom - Jeder Schritt zählt

Wann ist ein Mensch gesund?

Wenn er in Bewegung ist. Das gilt für seine Seele, die in eine neurotische Starre verfällt, wenn sie nicht im Rhythmus eines gesunden Lebens mit ausreichenden sozial-emotionalen Anregungen schwingt. Noch mehr aber für seinen Körper, der regelrecht verkommt, wenn er im Gefängnis der Bewegungsarmut feststeckt.

Die WHO hat als Minimum pro Woche 150 Minuten *moderate Bewegung* zum Schutz vor chronischen Zivilisationskrankheiten (vor allem Herz-Kreislaufschwäche, Diabetes, Brust- und Darmkrebs) festgelegt.

Nur ein Drittel der Erdenbürger erfüllen diese Vorgabe. Die Zahl der aus beruflichen Gründen körperlich Aktiven sinkt ständig, die moderne Technologie nimmt uns immer mehr Anstrengung ab.

Rund 30 Prozent der Weltbevölkerung schafft nicht annähernd das von der WHO empfohlene Bewegungslimit.

Bei Poliopatienten sieht das etwas anders aus. Sie sind in ihrer Bewegungsfähigkeit meist deutlich eingeschränkt und sollten sich nicht überlasten. Es ist aber dennoch sehr wichtig, dass Polioüberlebende bewegungsaktiv bleiben, solange es ihre Situation zulässt.

Faktoren, die das Risiko begrenzen

Mit einer Krankheit aus der Vergangenheit umgehen zu müssen, kann entmutigend sein, manchmal auch überwältigend. Die Erholung von der ursprünglichen Krankheit erforderte damals hohen Antrieb und Entschlossenheit. Aber nun müssen sich Patienten mit den Spätfolgen der Kinderlähmung mehr ausruhen, um die noch verbliebene Energie zu erhalten. Die Umstellung von einem Gemütszustand auf den anderen kann schwer sein.

Hier sind einige Vorschläge, die helfen können:

Einschränkung von Aktivitäten, die Schmerzen oder Müdigkeit verursachen

Hierbei ist Mäßigung der Schlüssel. Wenn Sie es an einem guten Tag übertreiben, können mehrere schlechte Tage folgen.

Seien Sie schlau

Vermindern Sie Ihren Energieverbrauch durch Lebensstil-Änderungen und den Einsatz von Hilfsmitteln. Letzteres bedeutet nicht, dass Sie sich von Ihrer Erkrankung „ins Boxhorn jagen" lassen. Es bedeutet nur, dass Sie eine intelligentere Art gefunden haben, besser damit umzugehen.

Halten Sie sich warm

Kälte erhöht die Muskelermüdung. Sorgen Sie in Ihrem Zuhause für eine angenehme Temperatur und kleiden Sie sich in Schichten, vor allem, wenn Sie in der kalten Jahreszeit unterwegs sind.

Vermeiden Sie Stürze

Befreien Sie sich von Teppichvorlagen und dergleichen, sowie auf dem Boden lose herumliegenden Sachen. Tragen Sie festes Schuhwerk und vermeiden Sie rutschige oder vereiste Oberflächen.

Pflegen Sie einen gesunden Lebensstil

Achten Sie auf eine ausgewogene Ernährung. Geben Sie das Rauchen auf und vermindern Sie den Kaffeekonsum, um fit zu bleiben. Sie können dann leichter atmen und besser schlafen.

Schützen Sie Ihre Lunge

Wenn Ihre Atmung beeinträchtigt ist, achten Sie auf Anzeichen einer Infektion der Atemwege, die Ihre Atembeschwerden verschlimmern können. Wenn dies der Fall sein sollte, dann lassen Sie sich sofort ärztlich behandeln. Lassen Sie sich gegen Grippe und Lungenentzündung regelmäßig impfen.

Faktoren, die das Risiko erhöhen

Hier sind einige der Faktoren, die das Risiko bei der Entwicklung von PPS erhöhen können:

Der Schweregrad der ersten Polio-Infektion

Je schwerer die Infektion verlief, desto wahrscheinlicher ist es, dass die Anzeichen und Symptome von PPS in Erscheinung treten. Polioüberlebende Frauen sind hierbei „anfälliger", am PPS zu erkranken.

Alter bei Beginn der ersten Infektion

Je älter sie bei der Infektion mit Polio waren, desto größer ist das Risiko, an PPS zu erkranken.

Erholung

Je besser und stärker sie sich nach der akuten Polio-Infektion wieder erholt haben, desto höher ist die Wahrscheinlichkeit, dass sich ein PPS bei Ihnen entwickelt. Dies ist möglicherweise deshalb so, weil eine größere Erholung auch eine zusätzliche Belastung der motorischen Nervenzellen bedeutet.

Körperliche Aktivität

Wenn Sie sich übermäßigen körperlichen Aktivitäten hingeben, die oft zur Erschöpfung oder Müdigkeit führen, kann dies bereits eine Überbeanspruchung der motorischen Nervenzellen im Sinne einer Überlastung bedeuten und Ihr Risiko, PPS zu entwickeln, erhöhen.

Hilfsmittelversorgung

Alltagshilfen dienen dem Erreichen und der Erhaltung der größtmöglichen Unabhängigkeit und der Förderung der Lebensqualität!

"Mobilität ist ein wichtiger Teil unseres Lebens, unabhängig vom Alter."

Ob Sie Hilfsmittel für Zuhause benötigen oder ganz generell mobiler wollen: Holen Sie sich mehr Information! Informieren Sie sich zum Beispiel bei einer/ihrer Selbsthilfegruppe, bevor Sie Hilfsmittel beantragen oder kaufen!

Rollstuhlversorgung

Warum und wann brauche ich einen Rollstuhl und wie bekomme ich ihn?

Seit einiger Zeit spüren Sie Schwächen in den Beinen und sind vielleicht auch schon mal gestürzt. Sie sträuben sich dagegen, Hilfsmittel zu benutzen. Das kommt für Sie nicht in Frage. Wozu denn auch? Sie sind noch lange nicht so weit. Da täuschen Sie sich aber, denn Stürze können böse Folgen haben!

Längeres Stehen ist eine Qual und wenn Sie mehr als ein paar Minuten stehen müssen, dann denken Sie: Gleich breche ich zusammen, jetzt, und im Geiste stürzen Sie schon, gleich und auf der Stelle. Das kann durchaus passieren.

Sie sind unterwegs auf einen Spaziergang, gehen langsam aber stetig, als ganz plötzlich, in dem Bein, das Sie gerade nach vorne bewegt haben, keine Kraft mehr vorhanden ist. Sie stürzen, hoffentlich ohne schwere Verletzungen. Es kann überall passieren, im Garten, im Bad oder an einem Ort, wo gefährliche Dinge am Boden herumliegen. Das könnte eine schwere Verletzung für Sie bedeuten, mit schwerwiegenden Folgen!

Obwohl Sie das Gefühl haben, dass noch etwas Kraft in dem Bein oder in den Beinen vorhanden ist. Die Wahrheit ist, dass die Degeneration schon vor vielen Jahren begonnen und in der Zwischenzeit immer weiter fortgeschritten ist. Zusammen mit dieser akuten

Zunahme der Instabilität erleben Sie auch eine Zunahme der Muskelschmerzen und Krämpfe, die Ihnen Ihren Schlaf in der Nacht zeitweise oder dauernd raubt. Auch am Tag treten die Krämpfe auf, aber Sie haben sich daran gewöhnt und sind in der Lage, die Situation zu bewältigen.

Über viele Jahre erleben Sie Schmerzen in Gelenken und Sehnen (Teil des Degenerationsprozesses) und haben große Schwierigkeiten oder auch Ausfälle beim Gehen. Alles in allem sollten Sie sich ernsthaft fragen, ob Sie einen Rollstuhl benötigen!

Das Rollstuhl Stigma

Es gibt so etwas wie ein Rollstuhl-Stigma, das Sie vielleicht von der Benutzung abhält. Sie wollen nicht einfach aufgeben und sich an das Leben in einem Rollstuhl gewöhnen - was werden die Leute wohl von Ihnen denken? Einmal in einem Rollstuhl, immer in einem Rollstuhl? Das ist Unsinn! Sie müssen sich nur an die Situation gewöhnen. Und es bedeutet auch nicht zwangsläufig, dass sie immer im Rollstuhl sitzen müssen!
Viele Menschen sind „irritiert", wenn sie Poliobetroffene oder MS-Patienten regelmäßig im Rollstuhl sitzen sehen, die dann plötzlich wieder zu Fuß unterwegs sind.
Einige Poliobetroffene verkraften diese Tatsache nur schwer, an einem Tag im Rollstuhl zu sitzen und am nächsten Tag zu Fuß oder mit Krücken unterwegs zu sein, etwa weil sie viel Wert auf die Meinung anderer legen. Auch das ist Unsinn! Verwenden Sie den Rollstuhl bei Bedarf und nehmen Sie bei allen Gelegenheiten Ihre Krücken mit.
Verwenden Sie Ihre Krücken für kurze Strecken, in Ihrem Haus und rund um Ihr Haus bzw. in Ihrer Wohnung, wenn es nötig ist. Wenn ihre Arme noch nicht betroffen sind, benutzen Sie einen Rollator.
Wenn Sie einen elektrisch angetriebenen Rollstuhl haben, dann benötigen Sie möglicherweise eine Rampe(n) oder einen Lift, um den Elektrorollstuhl in Ihr Auto zu laden. Sie sollten auch einen manuell betriebenen Rollstuhl für kurze Strecken haben. Wenn Sie ihre Arme für die Fortbewegung nicht benutzen können, benötigen Sie jemanden, der Sie schiebt.
Es ist sehr ratsam für Polio-Patienten, die einen Rollstuhl benötigen, ihn jedoch noch nicht besitzen, sich eventuell bei einer Polio-Selbsthilfegruppe in der Nähe beraten zu lassen, sofern das möglich

ist. Es gibt viele Fallstricke oder vielmehr wichtige Faktoren, die berücksichtigt werden müssen. Wenn z.B. auch Ihre Arme zu schwach sind, benötigen Sie einen elektrisch angetriebenen Rollstuhl. Und wenn Sie in einer Gegend leben, in der die Steigungen extrem sind, werden Sie einen leistungsstarken E-Rollstuhl benötigen. Anderenfalls kann es passieren, dass Sie am Ende einen Rollstuhl erhalten, der für Sie keinerlei Nutzen hat.

Wenn Sie einen Rollstuhl beantragen, erkundigen Sie sich nach einem Rollstuhltraining.

Einige Rollstuhl Beispiele

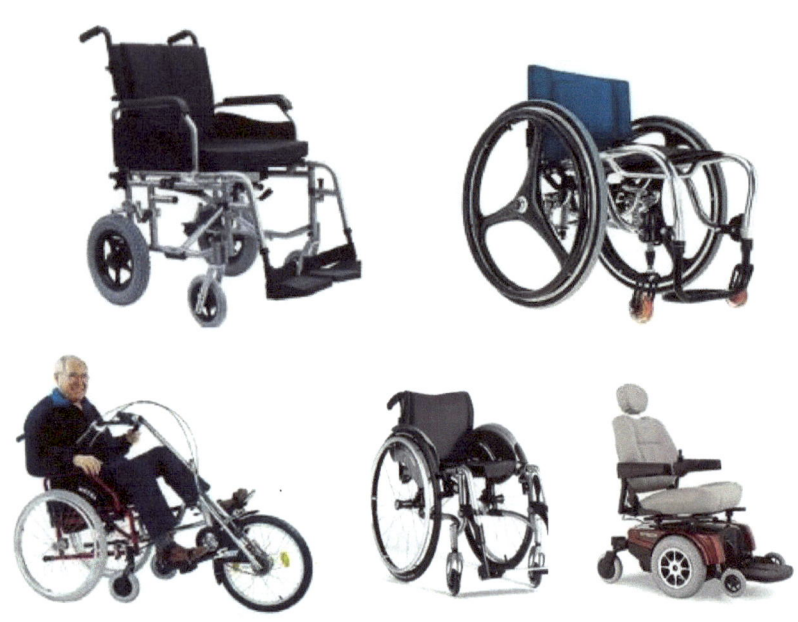

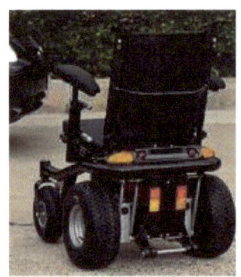
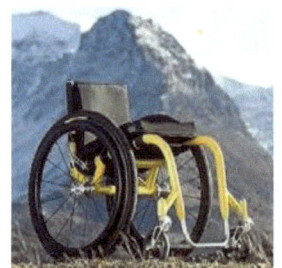

Orthesen

Orthesen (griechisch: Ορθός, ortho) bedeutet zu begradigen oder ausrichten. Dieser Fachbegriff wird im medizinischen Bereich für außen angelegte Vorrichtungen verwendet, um die strukturellen und funktionellen Eigenschaften des neuro-muskulären und Skelett-Systems zu verändern, verwendet.

Orthesen können verwendet werden, um:

- Die Steuerung, bzw. eine körperliche Führung Einzuschränken und / oder eine Extremität, Gelenk- oder Körperteil aus einem bestimmten Grund, zu immobilisieren.

- Um eine Bewegung in einer bestimmten Richtung zu beschränken.

- Um die Bewegung im Allgemeinen zu unterstützen.

- Um die Gewichtung von körperlichen Lagerkräfte für einen bestimmten Zweck zu reduzieren oder auszugleichen.

- Zur Rehabilitation nach einer Fraktur-, nach der Entfernung des Gipses, um das betroffene Glied eine weitere Unterstützung zu geben.

- Um die Form (Entstellung) und / oder Funktion des Körperskelettteils zu korrigieren, und um eine leichtere Bewegungsmöglichkeit zu bieten oder Schmerzen zu lindern.

Fuß-Gelenk-Orthese – wird verwendet, wenn eine Person unter einem schlaffen Sprunggelenk als Folge einer Verletzung des Nervus peroneus leidet.

Orthesen Schalen – haben komfortable tiefe Fersenbecher mit einem wenig aufdringlichen Bogenprofil.

Klassifikation

Orthesen werden durch Akronyme, die die Gelenke die sie beeinflussen, klassifiziert beschrieben. Wie z.B. eine Fußheberorthese ('FHO'), die auf den Fuß und Knöchel wirkt, oder eine Thoracolumbosacral-Orthese ('TLSO'), die auf die Brust-, Lenden-und Kreuzbein-Regionen der Wirbelsäule wirkt.

Orthesen Beispiele

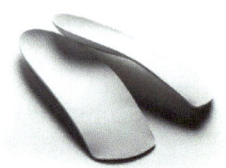 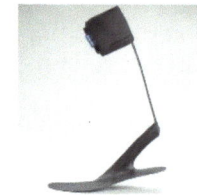 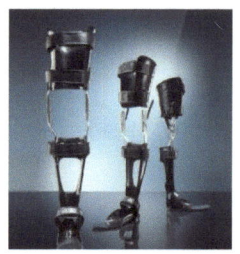

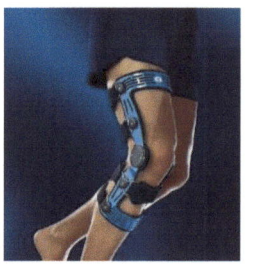 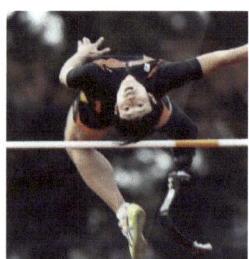 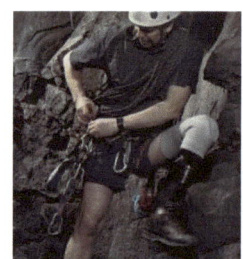

Gehhilfen

Einige Gehhilfen-Beispiele:

Rollator, Gehhilfe mit Rahmen, Spazierstöcke, Krücken, etc.:

Aluminium Achsel-Krücke

Achsel-Krücken mit dem patentierten Clip-Lock für verstellbare Griffe und Druckknopf-Fußteile, sind ideal für eine schnelle, präzise Anpassung- und Montage. Gummifederung mit einer hohen Dichte und Handgriffe ermöglichen eine lange Haltungsdauer und mehr Komfort – hergestellt aus leichtem Aluminium. Es gibt auch eine Vielzahl von anderen Modellarten, je nach Behinderung.

Schlag absorbierende Krücken:

Das patentierte Federungssystem das in diese Krücken integriert ist, hilft die Belastung der Handgelenke, inklusive der Ellenbogen, und Schultergelenke zu reduzieren. Höhenverstellbar zwischen Handgriff und Boden, zwischen Griff und Manschette, sind diese Krücken für eine Vielzahl von Gehbehinderten, von Nutzen.
Hergestellt aus Aluminium- und Kunststoffkonstruktion, sind diese Krücken sehr leicht und wiegen jeweils etwa 600g.

Rollatoren:

Zwei- und vierrädrige Rollatoren, kompakte Aluminium-Rollatoren etc. Bei zweirädrigen Rollatoren, sind Gummistöpsel an den hinteren Gestellfüßen fixiert. In der Regel werden vierrädrige Rollatoren   benutzt und empfohlen.

Gehstöcke:r

Es gibt eine Vielzahl von Gehstöcken, auch   leichte zusammenklappbare Modelle.

Einige Beispiele:

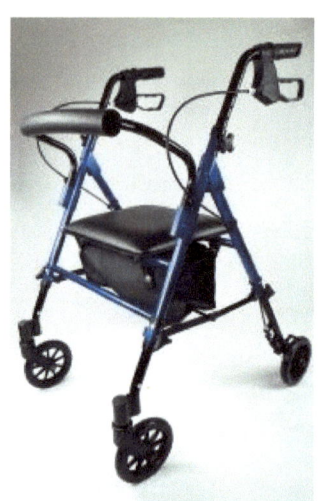

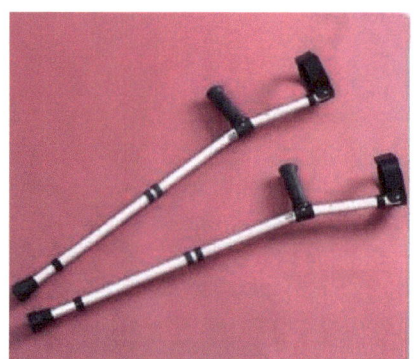

Rollator   schlagabsorbierende Krücken

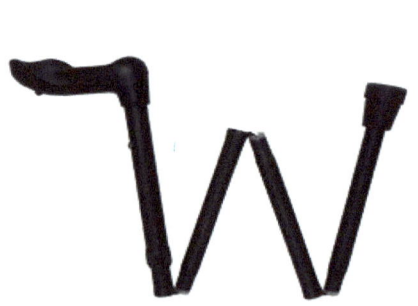

Faltbarer Spazierstock mit Arthritisgriff

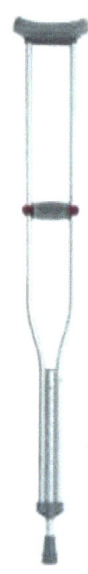

Achselkrücke

Hilfsmittel im Badezimmer

Einige Beispiele:

Handlaufgriffe, Toilettensitze, Duschsitze und Badelifter. Es gibt viel mehr auf dem Markt:

Toilettensitz, Toilettensitz-Sicherheitsrahmen

Der Toilettensitz-Sicherheitsrahmen wurde entworfen, um für diejenigen, die Probleme beim Toilettengang haben, einen maximalen Komfort zur Verfügung zu stellen.
Sie haben einen vertikalen Spritzschutz, um Beschmutzungen zu vermeiden. Sie verfügen außerdem über einen großen Sitzbereich mit Aussparungskanal, um die Gefahr des Überschwappens zu minimieren.
In den meisten Fällen können sie zur hygienischen Reinigung einfach abgenommen oder wieder aufgesetzt werden. Bei manchen Modellen ist die Sitzhilfe auch für eine Bidet-Benutzung geeignet.

Badelift

Für Personen mit eingeschränkter Mobilität, ist ein Badelift ein wunderbarer Weg, um sicherzustellen, dass das Bade-Erlebnis so sicher und angenehm wie möglich ist. Der Badelift ist in der Regel einfach anzubringen und aus dem Bad wieder zu entfernen. Sie haben regelmäßig eine einfache saubere, hygienische Oberfläche. Die Bezüge sind meistens bis 60 Grad waschbar.
Handsteuerungen sind wasserdicht, schwimmen und haben meistens einen Gummisauger auf der Rückseite, so dass sie immer in Reichweite sein können.
Es gibt starke, robuste Konstruktionen die für maximale Stabilität sorgen. Sie passen zu den meisten Badewannen-Größen und Formen.

Weitere Badehilfen sind:

Gepolsterte Duschbänke, Handlaufgriffe, etc.

Einige Beispiele:

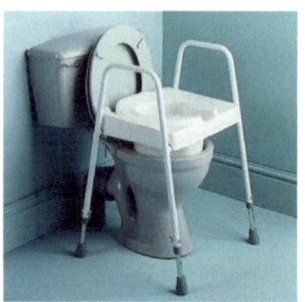

Toilettensitz mit Sicherheitsrahmen

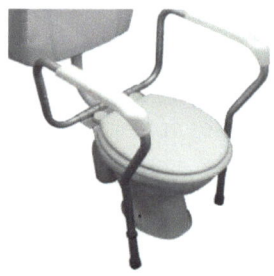

Toiletten sitz-aufsteh-Hilfe

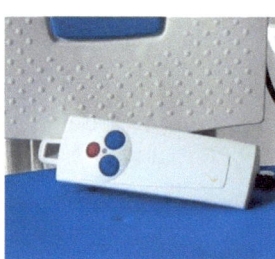

Badelift - Handkontrol

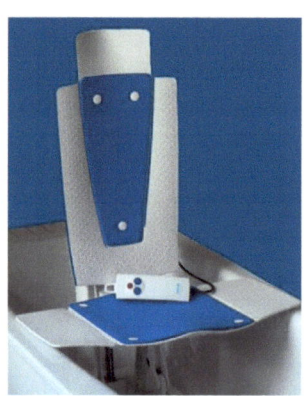

Badelift

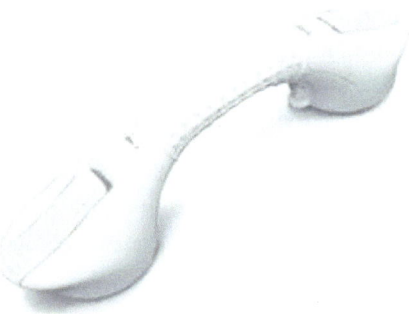

Handlaufgriff

Hilfsmittel im Haushalt

Faltbare Greifhilfe

Knopf-Hakenhilfe

Reißverschluß-Greifer

Schuh-Entferner

Kompressionstrumpf-Anziehhilfe

Rotierende Greifarmhilfe, etc.

Einige Beispiele

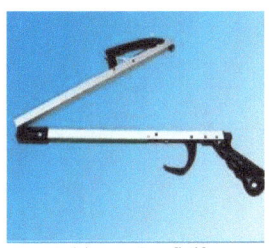

Faltbarer Greifhilfe

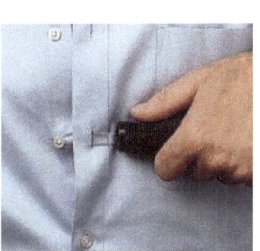

Knopf-Hakenhilfe

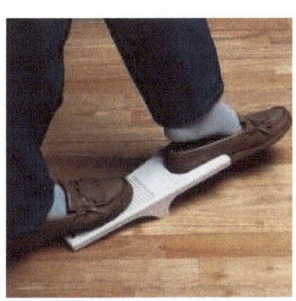

Schuh-Entferner

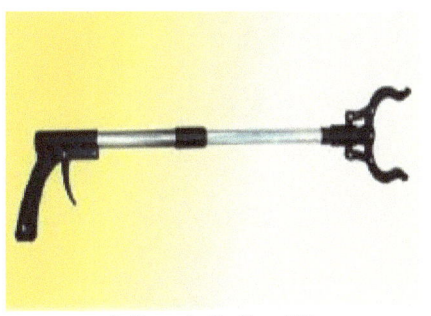

Rotierende Greifarmhilfe

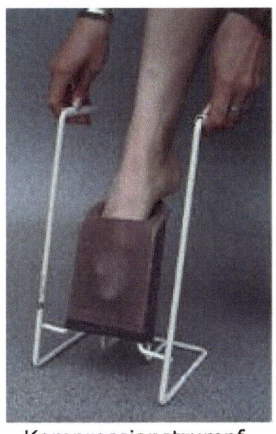

Kompressionstrumpf-
Anziehilfe

Hilfsmittel in der Küche

Küchengeräte

Es gibt viele verfügbare Arten von angepassten Utensilien:

Verschiedene Messer und Gabeln mit unterschiedlich großen Griffen, z.B.:

Tranchiermesser: mit speziellen Griffen oder Klingen für Menschen mit geschwächter Handhaltung oder eingeschränkter Bewegungsfähigkeit, sowie verschiedene ergonomische Winkelgriffe, etc. Winkelgriffe halten das Handgelenk in einer neutralen Stellung und verhindern dadurch Überanstrengung. Anti-Rutsch-Oberflächen verbessern den Griff, auch wenn die Hand nass oder fettig ist. Manche haben eine gebogene Klinge, damit das Messer beim Schneiden mit einem gegabelten Ende geschaukelt werden kann. Ideal für Ein-Hand-Essen (Messer und Gabel in einem).

Eine-Hand-Behälter: perfekt für Betroffene mit schwachen Händen. Der Behälter kann ohne Schrauben oder Drehen geöffnet werden. Zum öffnen drücken Sie einfach mit einem Finger oder der flachen Hand auf den kleinen Punkt auf dem Rand des Deckels. Um den Behälter wieder zu verschließen, drücken Sie einfach in der Mitte des Deckels.

Der Pendelschäler: schneidet einfach und erfordert nur eine minimale Bewegung des Handgelenks. Die Pendelschäler hat eine konische Klinge aus rostfreiem Stahl und ein übergroßes Loch zum Aufhängen. Der Handgriff sorgt für einen sicheren Halt, auch bei Nässe. Es ist auch für die Spülmaschine geeignet.

Greifhilfen
Scheren
Gabeln
Dosenschlüssel (Deckelaufmacher)
Spachtel
etc.

Einige Beispiele

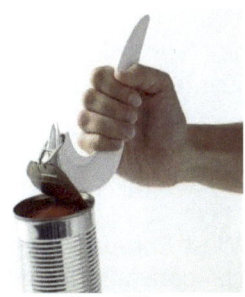

Dosenöffner

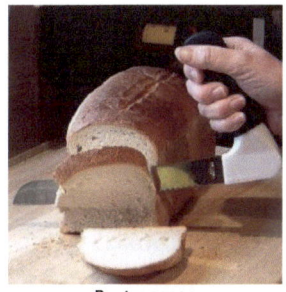

Brotmesser

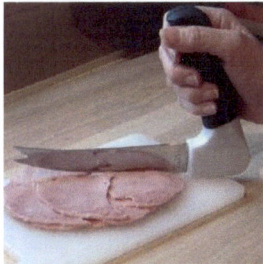

Messer – Multi- einsetzbar

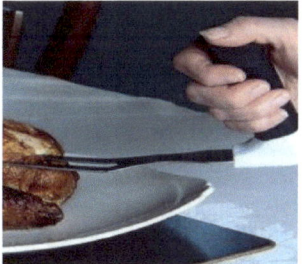

Tranchiermesser

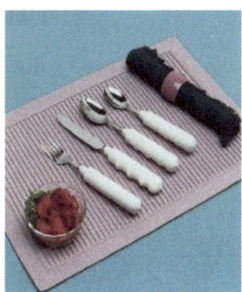

Besteck mit spez. Griffe

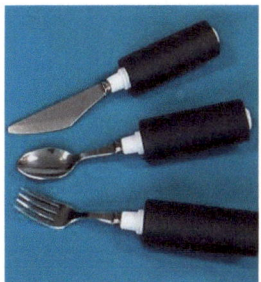

Besteck mit unterschiedlichen Griffe

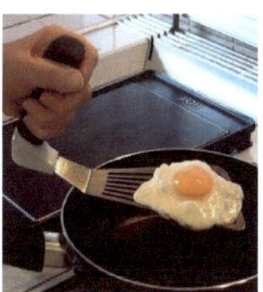

Wender mit spez. Griff

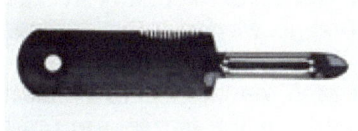

Pendelschäler

PPS Forschung

Durch die großen Impfprogramme (vor allem in Form der so genannten *Schluckimpfung*) der 50er und 60er Jahre des letzten Jahrhunderts unter dem Motto:

Schluckimpfung ist süß, Kinderlähmung ist grausam,

konnte ab 1962 Deutschland und West-Europa weitgehend von der Poliomyelitis befreit werden. Lediglich sporadisch traten immer wieder vereinzelte Polio-Infektionen auf, die durch Urlauber und Migranten eingeschleppt worden waren.

In den letzten vier Jahrzehnten konnten bei uns fast gar keine Polio-Infektion mehr in Praxen und Kliniken beobachtet werden. Die Poliomyelitis verschwand fast völlig aus unserem Blickfeld, aus unserem Bewusstsein und dem Fokus der Öffentlichkeit – sie war eine medizinische Rarität geworden. Damit verschwand natürlich auch das aktuelle Wissen darum in der Versenkung. Somit gab es auch keine Notwendigkeit, neueres Wissen über diese uralte Infektionskrankheit im Studium, in der Facharztweiterbildung oder in Fortbildungen zu vermitteln oder zu erwerben.

Obwohl wir um die Poliomyelitis im Laufe der Zeit ein ganz erhebliches Wissen angehäuft haben, wurde die Pflege und Aktualisierung dieses Wissens auf die jeweils aktuellen Bedürfnisse leider total vernachlässigt. Aber die Polio holt uns heute in Form der Polio-Spätfolgen des sogenannten Post-Polio-Syndroms (PPS) mehr und mehr wieder ein.

Warum die Spätfolgen nach Poliomyelitis ein relativ wenig erforschter Bereich der Medizin blieben, ist bis heute nicht ganz klar. Eine Ursache mag sein, dass bis heute die Erkenntnis vorherrscht, die „mausetotes Nervenzelle" könne von keinem noch so kundigen Forscher oder Arzt je wiederbelebt werden. Auch eine Therapie mit so genannten „Stammzellen" kann nach heutigem Wissen nicht durchgeführt werden, da im Laufe der Zeit nach der akuten Infektion alle dafür notwendigen Infrastrukturen (im zentralen und peripheren Nervensystem, sowie in der Muskulatur) zerstört, abgebaut und meist durch Bindegewebe ersetzt worden sind. Dadurch können aus Stammzellen neu aussprossende Nervenzellen weder den Weg noch das Zielorgan Muskelzelle finden. Insgesamt existieren derzeit weltweit nur sehr wenige wissenschaftliche Einrichtungen, die sich mit der Aufklärung der Krankheitsvorgänge und Funktionsstörungen beim PPS befassen.

Wenige Erkrankungen sind so intensiv erforscht worden wie die Polio. Wegen des rapiden und dramatischen Einsetzens der Symptome wurde die Poliomyelitis als das klassische Beispiel einer akuten viralen Infektionskrankheit angesehen. Die Mehrzahl der wissenschaftlichen Energien und die meisten Mittel wurden auf die frühe Bewältigung und die Verhütung konzentriert, ohne dass irgendein Forschungsbereich sich mit den Langzeitfolgen oder den Späteffekten beschäftigt hatte. Bis heute wird die paralytische Form der Polio in medizinischen Lehrbüchern immer noch als eine statische oder stabile neurologische Erkrankung beschrieben. Das ist, wie man heute weiß, falsch.

Obgleich wir in den letzten Jahrzehnten viele neue und sehr wertvolle Erkenntnisse durch die Ursachenforschung (Ätiologie) und die optimale Behandlung des PPS gewinnen konnten, gelang es offensichtlich nicht, dieses Wissen auch in Kliniken und Praxen hinreichend bekannt zu machen und zu etablieren. Das Wissen um eine qualifizierte Diagnostik und Therapie von PPS-Patienten ist bei Ärzten und Physiotherapeuten in der Regel gleich null. Die meisten von ihnen behaupten sogar, so etwas gäbe es überhaupt nicht. Darüber sind natürlich diejenigen, die am meisten darunter leiden, die PPS-Betroffenen und ihre Familien, sehr frustriert. Ignoranz und fehlendes Wissen um die Bedürfnisse von Polio-Betroffenen führen allzu oft zu einer Verweigerung von notwendigen Behandlungen und Gewährung von Hilfsmitteln. Somit sind die meisten Polio-Betroffenen gezwungen, lebenslang einen anstrengenden und ermüdenden Kampf um ihre Rechte zu führen. Es gilt immer noch:

"Wer einmal vom Polio-Virus befallen wurde hat sein Leben lang zu kämpfen".

Eine gewisse Hilfe für Polio-Betroffene sind die weltweit mehr oder minder verbreiteten Selbsthilfeorganisationen. Diese stehen den Betroffenen und ihren Familien nach dem Motto:

"gemeinsam sind wir stark"

...mit Rat und Tat zur Seite.

Im Bereich der Vorsorge sind die "Bill und Melinda Gates"-Stiftung und der weltweit verbreitete Club "Rotary International" zusammen mit der Weltgesundheitsorganisation (WHO) mit großangelegten Massenimpfungen äußerst aktiv und erfolgreich. Allerdings will die Bill Gates Foundation von Polio-Selbsthilfe-Organisationen nichts wissen, auch nicht den Kontakt.

"Hilf dir selbst, sonst hilft dir keiner"

Kliniken in Deutschland

Vom Bundesverband Poliomyelitis e. V. Zertifizierte Kliniken, sowie klinische Abteilungen:

Rehabilitationskliniken, die nach den vom medizinisch wissenschaftlichen Beirat des **Bundesverbandes Poliomyelitis e. V.** erarbeiteten Kriterien empfohlen werden.

Bisher wurden folgende Kliniken bzw. Abteilungen zertifiziert:

Altenberg – Bad Bramstedt – Bad Sooden-Allendorf – Quellenhof Bad Wildbad – Thermalbad Wiesenbad

---

Akutkliniken

Koblenz

Katholisches Klinikum Koblenz
Leitung des Polio-Zentrums, Ärztlicher Leiter Ambulante Rehabilitation
Dr. Axel Ruetz

Katholisches Klinikum Koblenz·Montabaur GmbH Brüderhaus Koblenz
Kardinal-Krementzstr 1-5
56073 Koblenz

Elfriede Palm:
Sekretariat – Konservative Orthopädie, Polio-Zentrum und ambulante Rehabilitation
Tel.: +49 (0)261 496-6526   **Fax:** +49 (0)261 496-6528

Email: e.palm@kk-km.de

Dagmar Schweitzer:
Sekretariat – Stationär
Tel.: +49 (0)261 496-6310   **Fax:** +49 (0)261 496-6513

Email: d.schweitzer@kk-km.de

Web: www.kk-km.de/kk_km/bereiche/Medizinische_Abteilungen/Polio-Zentrum/Team.php

---

Reha-Kliniken

Altenberg

Johannesbad Raupennest AG & Co. KG
FA Orthopädie,
Chefarzt **Dr. med. Friedemann Steinfeld**

Rehefelder Straße 18
01773 Altenberg

Telefon: 035056 30-0   Fax: 03056 30-8888

E-Mail: info@raupennest.de   Web: **www.raupennest.de**

Bad Bramstedt

Klinikum Bad Bramstedt GmbH Ärztlicher Direktor, Leitender Arzt
Klinik für Neurologische Rehabilitation
Dr. Andreas Christoph Arlt

Oskar-Alexander-Str. 26
24576 Bad Bramstedt

Telefon: +49 (4192) 90 – 23 22   Fax: +49 (4192) 90 – 23 72

E-Mail: A.Arlt@klinikumbb.de   Web:
www.klinikumbadbramstedt.de

Bad Krozingen

Park Klinikum Bad Krozingen
Chefarzt Schwarzwaldklinik Neurologie
Prof. Dr. A. Hetzel

Im Sinnighofen 1
79189 Bad Krozingen

Telefon: 07633 93-1870   Fax: 07633 93-1891

E-Mail: a.hetzel@park-klinikum.de   Web: **www.park-klinikum.de**

Bad Rodach

Medical Park Bad Rodach

Chefarzt Neurologie – Ärztlicher Direktor
Prof. Dr. med. Arthur Melms

Kurring 16
96476 Bad Rodach

Telefon: 09564 93-1525   Fax: 09564 93-1511

E-Mail: **a.melms@medicalpark.de**
Web:**http://www.medicalpark.de/de/main/medical_park_bad_rodach.h
tm**

Bad Sooden-Allendorf

Klinik Hoher Meißner
Es erfolgte die Zertifizierung der Neurologischen Abteilung.

Hardtstraße 36
37242 Bad Sooden-Allendorf

Telefon: 05652 550   Fax: 05652 55870

E-Mail: info@reha-klinik.de   Web: **www.reha-klinik.de**

Bad Wildbad

Neurologisches Rehabilitationszentrum Quellenhof
Prof. Dr. Peter Flachenecker
Facharzt für Neurologie

Kuranlagenallee 2
75323 Bad Wildbad

Telefon: 07081 1730   Fax: 07081 173-230

E-Mail: info.quellenhof@sana.de   Web: http://www.quellhof.de

---

Höxter

Asklepios Weserbergland-Klinik

Chefarzt der Neurologischen Klinik
Dr. Klaus Dechant
Grüne Mühle 90
37671 Höxter

Telefon: 05271 98-2331   Fax: 05271 98-2390

E-Mail: **k.dechant@asklepios.com**   Web:
www.asklepios.com/hoexter

Kamillus-Klinik Asbach
Genossenschaft der Töchter des Heiligen Kamillus e.V.

Chefarzt Dr. med Dieter Pöhlau
Arzt für Neurologie, Geriatrie, Schlafmedizin und physikalische Medizin

Hospitalstraße 6
53567 Asbach

Telefon: 02683 59-621 oder -622   Fax: 02683 59-663

E-Mail: **dieter.poehlau@kamillus-klinik.de** Web:
www.kamillus-klinik.de

Thermalbad Wiesenbad

Rehaklinik Miriquidi
Gesellschaft für Kur und Rehabilitation mbH

Freibergerstraße 33
09488 Thermalbad Wiesenbad

Telefon: 03733 504-0   Fax: 03733 504-1188

E-Mail: **reha@wiesenbad.de**   Web: **www.wiesenbad.de**

Bürgertelefon – Montag bis Donnerstag 8 – 20 Uhr

Rente 030 221 911 001

Unfallversicherung/Ehrenamt 030 221 911 002

Arbeitsmarktpolitik- u. Förderung 030 221 911 003

Arbeitsrecht 030 221 911 004

Teilzeit/Altersteilzeit/Minijobs 030 221 911 005

Information für behinderte Menschen 030 221 911 006

Europäischer Sozialfonds 030 221 911 007

Mitarbeiterkapitalbeteiligung 030 221 911 008

Bildungspaket 030 221 911 009

Gehörlosen/Hörgeschädigten-Service:

Email Info.gehoerlos@bmas.bund.de
Fax 030 221 911 017
Gebärdentelefon:
gebaerdenteleon@sip.bmas.buergerservice.bnd.de

Polio Selbsthilfe-Organisationen in Deutschland

Polio-Echo e.V.
(Polio • Educational and Charity Help Organization)

Email: tom.house@polio-echo.eu
Web: http://www.polio-echo.eu

Bundesverband Polio e.V.

Email: info@polio-selbsthilfe.de
Web: http://www.polio-selbsthilfe.de

Polio Initiative Europa

Web: http://www.polio-initiative-europa.de/

EIKA Aachen Polio-Forum

Web: http://www.polio-forum.de

POLIO-Selbsthilfe e. V.

Email: info@polio-selbsthilfe.net
Web: http://www.polio-selbsthilfe.net

Europäische Polio Union:

EPU – Europäische Polio Union:

Web: http://www.europeanpolio.eu/

Weitere Information zur Broschüre:

Hilfsmittel:

Fa. Seifert Technische Orthopädie GmbH:
http://www.seifert-to.de/

With the courtesy of Essential Aids UK:
http://www.essentialaids.com/kitchen-aids-feeding-aids.html

Weiteres Bildermaterial: Rotary Club Europa

Spenden:

Überweisung an:

EUROPEAN POLIO UNION
c/o ABP asbl
Chaussée de Gand 1434
B – 1084 Brussels

Bank Konto : BE82 0689 0354 9468
BIC : GKCCBEBB

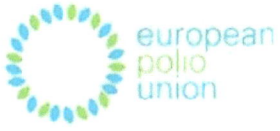

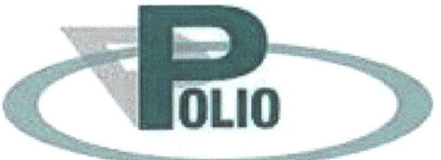

Bundesverband Poliomyelitis e. V.

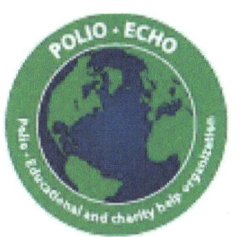

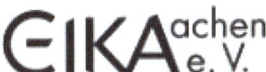

**Euregionale Initiative für
Kinderlähmungsfolgen Aachen e. V.**

Polio-Echo e. V.